这不是
*It Didn't Start
with You*

你的错

海灵格家庭创伤
疗愈之道

*How Inherited Family Trauma Shapes Who We
Are and How to End the Cycle*

[美] 马克·沃林恩 著　田雨馨 译

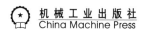
机械工业出版社
China Machine Press

图书在版编目（CIP）数据

这不是你的错：海灵格家庭创伤疗愈之道 / （美）马克·沃林恩（Mark Wolynn）著；田雨馨译 . 一北京：机械工业出版社，2017.6（2025.3重印）

书名原文：It Didn't Start with You: How Inherited Family Trauma Shapes Who We Are and How to End the Cycle

ISBN 978-7-111-57093-6

I. 这… II. ①马… ②田… III. 伯特·海灵格－家族－遗传－精神障碍－精神疗法 IV. R749.055

中国版本图书馆CIP数据核字（2017）第127233号

北京市版权局著作权合同登记　图字：01-2017-1387号。

这不是你的错：海灵格家庭创伤疗愈之道

出版发行：机械工业出版社（北京市西城区百万庄大街22号　邮政编码：100037）

责任编辑：单秋婷

责任校对：李秋荣

印　　刷：保定市中画美凯印刷有限公司

版　　次：2025年3月第1版第24次印刷

开　　本：147mm×210mm　1/32

印　　张：8.625

书　　号：ISBN 978-7-111-57093-6

定　　价：59.00元

客服电话：（010）88361066　68326294

目 录
Contents

第二部分 核心语言地图

第三部分　重建连接之路

译者序
The Translator's Words

　　动笔为本书写序时，我刚刚结束了课题组这一年在四川的灾后心理调研，回到北京。在我所调研的过程里，一位中学心理老师与我们说起她在一年前做过的一次咨询，来访者是一个经历了汶川地震的男孩，那位老师说在咨询中她发现，这个男孩目前的一些症状是受地震创伤的影响，然而这个男孩自己却并未意识到这一点。尽管他清楚地记得自己当时经历了地震，心理上受到了巨大的冲击，但在数年后，当自身出现一些难以解决的症状时，他并不能把这些状况与当年的心理创伤联系起来。当时我很快就想起了这本书。

　　当人们自身经历了创伤后，是有可能无法意识到创伤带给自己的影响的，那么要去识别自身与上一辈，甚至更早期的家庭成员所经历的创伤之间的联系，就更为困难了。而这种影响可能是实际存在的。你在关系里反复着的痛苦模式可能是对过去某位家庭成员经历的重复，你所面临的不幸可能来自你对过去某位家庭成员不幸的认同，你所承受的痛苦可能是你将过去某位家庭成员所承受的痛苦当作自己的痛苦……而这一切，你可能并未意识到。那么，一定是这样吗？所有的问题都能够这样解释吗？答案并非是肯定的。我想，沃林恩的这本书也并非是要给所有在痛苦中挣扎的人提供一种万能的解药，而是基于目前神经生物学在创伤的代际传递方面的研究，以及自己在临床实践中丰富的咨询与治疗经验，尝试以尽量清晰的脉络呈现一种有力的探索思路与方法。实际上，从经验的观察与体验中总结与提炼出富有逻辑与理性指导意义的方法通常是不容易的，感性的体验往往难以用客观实证的方式去考察与界定。沃林恩在介绍本书时说，这本书集合了多人的力量与智慧，有来自神经生物学方面的科学指导，来自本书案例中每个人的信任与勇气，沃林恩本人是海灵格的学生，书中的方法与海灵格的思想与方法也是一脉相承的。这本书是尝试探索和处理人们所承受的痛苦做出的一种努力，它提供了一种不一样的视角，同时也一步步地带着读者去学习和领悟如何实现自身的疗愈。

在本书中，沃林恩会带着我们重新认识"语言的力量"，此语言并非我们日常交流中口头表达的语言，而是一种"内心的声音"，即本书中所说的"核心语言"。这种核心语言是常令你困扰而又挥之不去的念头，例如在亲密关系中，你也许总是会想"所有人都会离开我，我最终会独自一人"；在工作中，你也许总认为"我是得不到认可的，我是失败的"等。书中，沃林恩用丰富的案例讲述了什么是核心语言，它具体在一个人身上会有怎样的体现，阅读的过程里，我们会更清晰地了解和认识到核心语言的含义，同时也能够探索和觉察到自己的核心语言。但这一困扰你的声音可能并不来自我们自身，而要追溯到整个家庭发展的脉络中，需要我们去了解和认识在我们的上一代甚至更早的家庭成员中，他们都经历了什么，是否有过创伤，经历了怎样的丧失与哀伤等。

本书的阅读会是一次从自身延续到整个家庭的旅程，这个过程是需要勇气的。我们需要去找到自己内心的那个反复响着的声音是什么，需要去体验当这个声音出现时我们的身体感受，还有内在的情绪情感变化，体验的过程可能会伴随不舒服的感觉，这种不舒服可能是内心的抗拒，是悲伤痛苦，是长期压抑的委屈与难过。旅程的行进中，我们需要去找到这个声音来自哪里，是来自我们的父母吗？还是我们并不知道的某个可能已远离家庭很久，甚至已经离世的家人呢？我们需要一点一点地去追寻家庭的过去来找到这个声音的来源，了解当时到底发生了什么，了解他们的感受和需要。在找到之后，我们还需要通过一些练习来理解我们与过去之间的联系，从而理解自身的痛苦，与过去和解。我们可能会了解到一些自己从未知晓的事情，会触碰到我们不愿面对的感受，会尝试一些与过去不同的沟通或行为方式（例如对父母表达爱与感谢，与父亲或母亲拥抱等）。对于很多人来说，这真的是需要勇气的一段旅程。而幸运的是，我们还有机会，也有能力来处理长期困扰自身的那些部分，真的能够在这个探索与尝试的过程中看到可能对我们造成阻碍的是什么，冲破这些阻碍，实现自身的疗愈与成长。这一旅程是一次探索，也是对自身的一次梳理。如沃林恩所言，你会了解到令你困扰的那些感受，哪些是属于你自己的，而哪些实际上源于过去。

在翻译这本书的过程里，我时常能感受到来自自己身体细微的颤动，我像是来自自己身上那些还未处理的部分，它们在某种程度上被看到和听到，得到了理解，也提醒着我找到它们的根源进行处理。这本书融合了创伤与家庭治疗的内容，而实际上距离我第一次学习家庭治疗已经过去很长时间了，我依然没有足够的勇气来冲破我的困境。改变，是一件需要勇气和决心，也需要耐心和时间的事情。但仍然感谢我能够意识和觉察到这些部分，也相信我有力量在准备好的时候来面对和处理。感谢这本书，在这里你会看到，过去是值得被看到和尊重的，它与现在的你紧密联系在一起；而自身的感受是不应该被忽视的，它是连接过去的桥梁，也告知着当下的你，它是疗愈的基础。

愿我们都能有更多的勇气，从过去的缠绕中抽离出来，并予以尊重和感激，活出自己。

田雨馨

2016 年 12 月 25 日

北京师范大学

隐藏在恐惧之中的秘密语言

在黑暗中，眼睛才开始望向这一切。

——西奥多·罗特克，"In a Dark Time"

　　这本书实际上是一直以来工作的积累结出的一个果实，它带着我游历世界，寻根溯源，并且让我进入这个专业领域，这是之前我从未想过的。在 20 多年的时间里，我一直致力于研究在抑郁、焦虑、慢性疾病、恐惧症、强迫思维、PTSD 及其他症状中挣扎着的人们。很多人经过多年的谈话治疗、服用药物或其他的方法都不能找到他们症状的原因，无法减轻自身的痛苦，在灰心和沮丧中来到了我这里。

　　从我自身的体验，以及我得到的训练和临床经验来看，答案可能并不在于我们自身，而更多的是来自父母、祖父母，甚至是曾祖父母的经历。近来最受瞩目的科学研究也向我们表明，创伤的影响是会在代际之间传递的。代际传递的"遗产"，也就是所谓的家族创伤，并且已有越来越多的证据支持这一点。通常，痛苦是不会自己消失的，也不会随着时间减少。尽管那个最初经历创伤的人已经不在，尽管关于他（她）的故事也早已在沉默中埋藏多年，可是关于那一事件的片段、那些记忆，还有遗留下的身体感知却一直都在。它们存留于当下的人的心里和身体里，仿佛是从过去来到现在寻求解决办法的。

我在旧金山家庭研究所担任主任，接下来你会读到的内容是对我在临床实践工作上的一个整合，还包括了在神经科学、表观遗传学和语言科学上的一些最新研究介绍。它同时也反映了我在伯特·海灵格那里得到的专业训练，海灵格是著名的心理治疗师，他主张的家庭治疗方法反映了代际创伤带来的心理和生理影响。

这本书的很多内容都关于识别我们遗传的家庭模式，也就是我们无意中继承的恐惧、感知及行为，它们让痛苦在代际之间循环；这本书还包括了如何结束这种循环，这也是我的工作核心。正如我过去学习到的，你可能会明白，大部分模式并不属于我们本身，它只是我们从家庭的过去继承而来的。为什么会这样呢？我坚信，每一个有意义的曾经最终都会得到揭示。让我来分享一下自己的经历。

过去，我从未想过要创建一种用以克服恐惧和焦虑的方法。这一切是从我失去视力开始的。当时我34岁，我第一次出现眼性偏头痛，当时的自己深陷痛苦之中。我说不上在生理上有什么痛苦，只是整个人笼罩在黑暗的恐惧中，我的视力开始变得模糊。我在黑暗的办公室里磕磕绊绊地走着，用手指摸着电话机一个个键地按下"9-1-1"。救护车很快就在来的路上了。

一般眼性偏头痛不会很严重，你的视线会变得模糊，但通常大约一个小时的时间就会恢复正常。你只是不知道它什么时候会发作。但对我而言，眼性偏头痛只是一个开始。就在那个星期内，我的左眼开始失去视力。人们的脸，还有交通路标很快也都变成了模糊的灰色。

医生告诉我，我患的是中心性浆液视网膜病，但现在还没有治疗的方法，目前没有找到它的病因。

医生也无法告诉我导致我失明的原因，以及要如何治疗。我自己试了很多办法——吃维生素、果汁禁食、按手疗法，但一切似乎只是让事情变得更糟。我感到不知所措。我最害怕的事情就这样发生了，并且对此我什么也做不了。失明，无法照顾自己，一直孤身一人……我感觉自己要崩溃了。我的生活就这样被毁了，我失去了活下去的意志。

我的脑中反复地预想着死亡。我想得越多，就感到内心深处的无助感越深。我变得无法自拔。每当我试图拉自己出来时，我的思维就会回到"孤身一人、无助、毁灭"这些想法中。那时我不知道的是，这些一直盘旋在脑海中的语言（孤独、无助、毁灭），它们是我自身语言的一部分，表达着我内心的恐惧。它们完全不受约束，肆无忌惮地浸没在我的脑海中，让我的身体变得不安。

我想知道，为什么这些想法有如此强大的力量。很多人经历的磨难远比我的要深重，可是他们没有像我这样无法自拔。在我身上到底是什么事情带有如此深的恐惧？我用了很长时间才知道答案。

在那个时候，我能做的只有离开。我离开了我身边的人、我的家庭、我的事业，还有我生活的城市，离开了我所知晓的一切。在这个我所身处的世界（大多数人看起来都很困惑，也不幸福），我找不到想要的答案。现在的我只有困惑，只想明白这一切，继续生活。我把自己一手建起来的事业（一个很成功的公司）交给了一个只是才见过面的人，然后我一直往东走（尽可能地往东），直到我到了东南亚。我想要得到治愈，我只是不知道那里是什么样子。

我看了很多书，并且和写这些书的老师一起学习。只要我听说有人可能可以帮到我，我都会去找他们，无论是在小屋里的老妇人，还是穿长袍爱笑的男人。我参与一些训练的团体，并且和大师一起颂唱。有一位大师说，对于我们这些聚集到一起来听他讲课的人而言，他希望我们把他当作一位"发现者"就好。他说，因为"寻找者"只是还处在寻找的状态中而已。

我想成为发现者。我每天会用几个小时的时间冥想。有一次我还禁食了好几天。我煎煮草药，与想象中入侵我器官的毒素做斗争。但是，我的视力只是在变得更坏，我的抑郁也在不断加重。

那时我还没有认识到的是，每当我们想要努力抵御痛苦的感觉时，我们其实是在延长它。逃避只会继续延续痛苦。在找寻的过程中也有些部分是在妨碍我们找到答案。例如，一直向外寻找就会让我们错过目标，而真正有意义的寻找往往是向内的。如果我们不做调整，就会错过想要找到的答案。

"什么是你不愿意看到的？"治疗师在引导我们，这让我们思考得更深入了。我怎么知道我不愿意看到什么呢？我陷入迷茫。

当一位印度尼西亚的大师问我："你认为自己是谁，一个眼睛不会出问题的人？"这时我开始有了些头绪。他继续说道："可能约翰的耳朵没有格哈特的好，可能伊丽莎的肺功能没有格尔塔的那么强大，又或许迪特里希和塞巴斯蒂安走路差不多。"（这个团体的人不是荷兰人就是德国人，并且都因某些问题而受到困扰。）我突然想明白了一些事，他说的是对的。我一定就是个眼睛不会出问题的人吗？与现实对抗的我太自大了。不管我愿不愿意，我的视网膜已经留下了伤痕，我的视力已经变得模糊了，但是我（这个我是指深层次的我）开始感到了平静。不管我的眼睛变成了什么样，它都不再是限制我的因素了。

为了深化我们的体验，大师让我们在 72 小时（三天三夜）里闭着眼睛，堵上耳朵，就坐在一个小坐垫上冥想。每天，我们都只能吃一小碗米饭，并且也只能喝水。这期间，没有起床，没有躺下，也没有交流。如果你要洗澡，就把你的手举起来，然后会被护送到地上的一个小洞里，这个过程里你还是什么都看不见。

这看似疯狂的行为，其目的在于，通过觉察自己的内心，从而开始密切地关注自己内心的状态。我觉察到，我的内心一直在嘲笑自己只想着最糟糕的情况，并且欺骗自己，只要我足够的焦虑，我就能让自己与我最害怕的隔离起来。

在经过这样及类似的体验后，我内在的感知开始变得清晰一些了。不过，我的眼睛还是没有变好，之前的症状也在持续。其实从多方面来看，视力问题都是一个很好的隐喻。我后来才认识到，这无关我是否能看见，而关乎我看东西的方式。也许当我拐一个弯（换一个视角），一切就会不一样了。

那是在我"视力追寻"（我现在这样来称呼当时的经历）的第三年，我终于找到了我一直寻找的东西。到那个时候，我已经做过很多很多的冥想。抑郁的症状几乎已经没有了。我可以只伴随着呼吸，还有对身体的感知，在静默中待上非常长（数不尽）的时间。这是最容易的一部分。

有一天，我在排队参加一次讲经，也就是和灵修导师的会面。我穿着白色长袍（所有排队的人都这样穿，是在寺庙的穿着）等了很长时间。现在终于轮到我了。我希望导师能够肯定我的不易，毕竟我坚持等了这么长时间。但他对我完全视而不见，并且说了我完全没想到的话。"回家去吧，"他说，"回家去找你的母亲和你的父亲。"

什么？当时的我气极了。我的身体在愤怒中颤抖着。很显然，他看错了我。我早已不再需要父母，我早已比他们成熟。我早已对他们放弃了，取而代之的有更好的父母、宗教上的父母、精神上的父母——所有教过我的老师，还有大师、有智慧的男性和女性，他们引导着我走向下一个阶段的觉醒。另外，经过多年没有任何指导的治疗，我打过枕头，也把他们的纸板画像撕成碎片，我以为自己已经"修复"了自己和他们的关系了。我决定忽视他的建议。

但是，我的内心仿佛有什么对此产生了共鸣，我没办法完全忘记他对我说的。我最终开始明白，所有的经历都是有意义的。所有在我们身上发生的事都不是完美的，不管我们是否看到了它更深层次的意义。所有在我们生命之中发生的事，最终都会指引我们去向那个属于我们的地方。

不过，那时我还依然决定保持"我是完整的"这一幻想。成为一个有成就的冥想者是我坚持在做的事情。因此，我又约见了另一位灵修导师——我十分确定这个人一定能阐明真相。他用他充满领悟的关爱在一天里能让上百人有所启示。当然，他一定会觉得我是一个很有慧根的人（我对自己的想象）。这一次，又等了很长的时间才轮到我。现在我站在队伍最前面了，可是一样的事情又发生了一遍。他说了同样的话："去找你的父母，回到家里和他们好好相处。"

这一次我听进去了他的话。

这位伟大的老师能够懂我。真正伟大的老师并不在意你是否相信他所说的。他们只是把事实呈现出来，然后让你自己去发现属于你的真相。亚当·戈普尼克在他的书 *Through the children's Gate* 里写过大师和老师之间的区别："大师给我们呈现的是他自己，之后是他建立起来的思想体系；而老师给我们抛出一个问题，之后需要自己去探索。"

伟大的老师知道，我们从何而来会影响我们归到何处，并且我们过去未处理的部分会影响当下。他们明白，不管我们的父母是否很好地教养我们，他们都是很重要的。我们无法逃避的一点是，家庭的故事就是我们自己的故事。无论我们是否愿意，它们是与我们共存的。

不管我们身上有怎样的故事，父母是不能被排除在外的。他们与我们共存，而我们是他们的一部分（即使是在我们从未见到过他们的情况下）。排斥父母只会让我们离自己更远，只会带来更多的痛苦。上面说的两位老师都明白这一点，而我没有。我的失明是事实，但还有更深层的象征意义。现在我开始觉醒了，开始面对一个事实：我在家庭里还有很多未处理好的部分。

这么多年来，我一直都不喜欢我的父母。我想象自己比他们更有能力，是比他们更好的人。我一直在心里责怪他们，认为我生命中不好的事情是他们造成的。现在，我必须回到他们那里，去修复我内心遗失的部分，也是我最脆弱的部分。我现在开始认识到，我接纳他人的爱的能力是与我接纳母亲的爱的能力相关联的。

只是，接纳母亲的爱对我而言还是很不容易的。我和母亲的关系有很严重的破裂，被她抱在怀里就像挤在了一个狭小的陷阱里。我的身体会很自然地变得紧张，就像形成了一个防护壳，让她无法进入。这一创伤影响到了我生活的各个方面，特别是我在关系中保持开放的能力。

我和我的母亲可以几个月不说话。当我们一定要说话时，我会找到一个方式来减少感受她对我表达出的温柔和爱意，不管是通过我的语言还是身体语言做防备。我会表现得很冷漠、很疏远。但我反而会指责她不能看到，或者听我倾诉。我和她之间的感情就陷在这样一个死胡同里。

在我决定要修复我们之间破裂的关系后，我订了飞往匹茨堡的机票。我已经好几个月没有去看过母亲了。当我在路上时，我能感觉到自己的胸口在变得紧张。我不确定我们的关系是否可以得到修复，我内心还存在很多之前的那种感受。我在心里预想并准备好了最糟糕的情况：她会拥抱我，我本想在她怀里内心会变得柔软起来，但我会做出完全相反的行为。我会反而变得僵硬。

而实际上发生了太多事。我几乎忍受不了在她的怀抱里，我甚至无法呼吸。但是，我让她继续抱着我。我想要从内而外地去体验，体验我身体的拒绝，体验我的哪个部位在变得紧张，我开始出现什么样的感觉，我是怎样将自己封闭起来的。其实，这种感觉并不陌生。我在我的亲密关系中也感受过这样的模式。只是这一次，我没有跑开。我决定要从根源修复自己的创伤。

她抱我的时间越长，我越能感觉到自己在突破。这其实很痛苦。痛苦融入麻木，而麻木又融入痛苦。在过了一些时间后，开始产生了一些变化。我的胸部和腹部开始颤抖。我的内心开始柔和了很多，在接下来的几周里，也一直在不断地变得柔和。

这段时间里，我们有过很多次谈心，有一次，可以说是在突然的情况下，她和我说了我小时候发生的一件事。母亲因为胆囊手术住院3周。在知道这件事后，我开始把自己内在有过的感受努力地拼凑起来。在我两岁前（我和母亲分开的时候），那种无意识的紧张已经驻扎在我身体的某处。在她回到家后，我已经不再信任她对我的关心了。我不再对她放开自己脆弱的一面。相反的是，我开始将她推开，并且在后来的30年里都一直这么做。

在修复了我和母亲的关系后，我也开始重建我和父亲的关系。在我13岁那年，父母离婚后，父亲一直一个人住在一个又小又破的公寓里。父亲以前是一名海军陆战队中士，也是一位建筑工人，他从没想过重新整理一下自己住的地方。房间和走廊满是各种旧的工具、螺栓、螺钉、铁钉，还有电用设备和胶带，就像它们本来就是放在那里的。站在一堆已经生锈的东西面前，我对他说我非常想念他。我说的话仿佛在这个空间里蒸发了，他不知道对此应该做出什么反应。

我一直都希望和父亲的关系更亲密，只是我和他都不知道应该怎么做。不过，这一次我们进行了沟通。我告诉他，我很爱他，他是一个很好的父亲。我和他分享了关于他的记忆，告诉他我记得在我小的时候他为我做的那些事情。我能够感觉到他在认真地听我所说的，尽管他的反应（耸肩、转变话题）表现出来的是他并没有。几周的时间里，我们都在一起回忆和聊天。有一次我们一起吃午饭时，他直接看着我的眼睛说道："我一直以为你从没爱过我。"当时我几乎无法呼吸了。我们之间的痛苦在那一刻变得很清晰，也是在那一刻，有一些东西开始被打破了，开始变得开放，那就是我们的心。有时候，为了开放我们的心，必须先经历打破的过程。最后，我们对彼此表达了自己的爱。现在，我相信老师说的话，"回到家里修复和父母的关系"，这会给自己带来影响。

我记得这是第一次，我开始能让自己接纳父母的爱和关心——不是我过去期待的方式，而是他们带给我的方式。我的内心有一部分开始敞开。我明白了，他们爱我的方式并不重要，重要的是我如何去感受他们所给予我的一切。父母依然还是他们一直以来的样子，是我变得不一样了。我重新开始感受他们的爱，我想，在我和母亲关系破裂之前，我一定就是这样感受他们的爱的。

　　我和母亲早期的分离，还有我从家族史继承的创伤（我的祖父母中有三个人都在很小的时候没有了母亲，有一个还是婴儿时就失去了父亲），这形成了我关于恐惧的秘密语言。"孤身一人、无助、恐惧"，这些词还有它们给我带来的一切感受，最终都丧失了它们让我迷失的"魔力"。我被赋予了新的生活，我和父母重建的关系是其中很重要的部分。

　　在接下来的几个月内，我和母亲重新建立了更柔和的关系。过去我感觉她的爱是带着侵入性的、让人不舒服的，而现在我感受到她的爱是温和的，并且滋养着我。另外我还感到很幸运的是，在父亲去世之前，我和他度过了 16 年亲密的时光。在父亲生命的最后 4 年里，他患了阿尔茨海默症，可是，是父亲带给了我人生最深刻的一堂课，这堂课是关于爱，关于脆弱，这是我在别的地方永远学不到的。我们仍然还能见到彼此，那个地方超越了一切的思维、一切的心智，只有我们对彼此最深的爱。

　　在我过去的旅程里，我见到了许多伟大的老师。然而当我回首时，我发现是我的眼睛，让我陷入无限的压力、无药可救、给我带来恐惧的眼睛，是它让我环绕了半个世界，最后回到父母那里，穿过家庭创伤的重重困境，最后回到了自己的心。毫无疑问，我的眼睛是所有老师中最为伟大的。

　　一路走来，我甚至已经不再去想我的眼睛，不再去担心它会不会变好，或者是变得更糟糕。我也不再期待我还能再看得那么清楚。有时，停下来，不再去期待是很重要的。不久后，我的视力恢复了。我已经不再期待它能恢复，我甚至已经不需要它恢复了。我已经学会，不管眼睛如何，我都能好好的。

如今，我的视力已经完全恢复了。尽管之前我的眼科医生肯定地告诉我，我的视网膜上有很多伤口，我不可能再看见东西了。他只是摇摇头，说不知道什么原因光信号会反弹回去，并绕过中央凹（视网膜的中间部分）。如同我们看到的许多关于治愈和转变的故事一样，最初看似的困境实际上都是掩藏起来的恩赐。讽刺的是，我甚至走到了这个世界那么遥远的角落寻找我想要的答案，可是真正能够治愈自己的能量竟然是自己的内心，而它只是一直都等待着我去发现。

最后我想说，治愈是一个向内的过程。我十分感谢老师让我回到父母那里，回到我自己这里。在这个过程里，我揭示了家庭过去的经历，并最终带给自己平静。因为感激，以及我所获得的自由，现在我的任务便是帮助其他人去发现自身所在的自由。

是因为语言，我才走进了心理学的世界。作为一名学习者，也是一名临床医生，我相信语言。我发展了一些倾听的方法，并且学着去倾听其他人怨言背后的东西，那些埋藏在他们的经历之下的东西。我学着去帮助他们识别自己的特殊语言，这能够引领他们找到痛苦的根源。虽然有些理论家认为，在创伤中一些语言会遗失，而我亲身的经历一遍一遍地证明，语言从来都不会遗失。它在潜意识的领域漫游着，等待着被发现。

在我看来，语言是治愈的有力工具，这并非偶然。从我最早的记忆开始，语言就是我的老师，是我建构和理解这个世界的方式。我在青春期时写过诗，当大量的急切想要表达的语言涌现时，我会放下手头所有事情（好吧，几乎所有）。我知道，屈服的另一面，是我（目前）还没有得到的洞察。在我自己的经历里，锁定"孤身一人、无助、毁灭"这些词是很关键的。

在很多意义而言，从创伤中获得治愈就像是创作一首诗歌。因为，两者都需要正确的时间，需要正确的语言和意象。当拥有了这些因素，有意义的事情就会发生，并且会被身体所感知。为了治愈，我们必须调整自己的节奏。如果我们太快到达意象这一步，它可能无法生根。如果安抚我们的语言来得太快，我们可能还没准备好去吸纳它们。如果语言不够准确，我们可能无法听到它们，或是根本无法产生共鸣。

在我作为老师开展工作坊的实践过程里，结合我对语言关键作用的知识，还有我从代际创伤中得到的训练，我将我的领悟和方法整合了起来。我将它称为核心语言方法。通过一些具体的问题，我帮助人们去发现让他们深陷痛苦之中的生理及情绪的那些症状背后的根源。找到合适的语言不仅能揭示创伤，还能形成帮助我们疗愈的工具和意象。在用这个方法的过程中，我目睹了许多深陷抑郁、焦虑还有空虚状态的模式，最终在突然的洞察中实现了转变。

疗愈旅程中的通行工具就是语言，承载了我们的焦虑与恐惧的语言，它就埋藏在我们的心里。这些语言可能会伴随我们的一生。它也许来自我们的父母，甚至是更早以前的祖父母。它一直等待着被我们听见。当我们跟随它的引导，倾听它表达的故事，我们就能获得战胜深层恐惧的力量。

在这个过程里，我们可能会遇到我们知道或未知的家人。他们中有一些人已经去世多年了，有一些甚至与我们没有关系，而他们的痛苦或是曾带来的伤害可能都会改变家庭的命运。我们可能会揭示一个甚至更多在家庭里埋藏已久的经历。但不管探索的过程会把我们带到哪里，我的经验都表明，我们将到达一个生命中全新的地方，我们的身体将获得更自由的感受，并且我们也能够实现更多内在的平静。

在这本书里，我写了很多人的故事，他们是在我工作坊、培训和个人咨询中进行过治疗的人。案例的细节都是真实的，但为了保护他们的隐私，我改掉了他们的真实姓名和其他一些可识别的特征。在此我深深地感谢他们，感谢他们让我在这本书里分享关于他们自身恐惧的秘密语言，感谢他们对我的信任，愿意让我倾听埋藏在他们语言之下的那些重要的秘密。

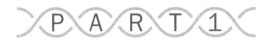

第一部分

家庭创伤的脉络

第 1 章

找寻创伤

It Didn't Start with You

> 过去的从未消逝，它甚至并没有
> 过去。
>
> ——威廉·福克纳（William Faulkner）

　　大部分人所熟悉的创伤有一个显著的特点，那就是我们无法清晰地描述所发生的一切。我们不仅无法用语言来描述，甚至有时我们的记忆也缺失了。在创伤事件发生时，我们的思维会变得凌乱，因而我们不会将创伤的记忆归于最初所发生的事件。但是那些画面、身体感觉及语言，这一切有关记忆的片段早已保留在我们的无意识之中。每当回想起最初的经历，那些片段就会被唤起。这些记忆片段一旦被唤起，就仿佛按下了一个看不见的回放按钮，让我们看到最原始的创伤是如何再现于我们每日的生活中的。不知不觉地，我们会发现，我们自身其实在用相似的方式对待某些人、某些情境，重复着过去的模式。

西蒙·弗洛伊德（Simund Freud）在 100 多年前就已经发现了这种模式。正如弗洛伊德所说，创伤再现，或者说，"强迫性重复"是对未处理好的事件的无意识重演，以此来使我们能够"使它变好"。这种想要从过去得到释放的无意识动力，实际上是每个家庭在后代身上重演未处理好的创伤的其中一种机制。

与弗洛伊德同一时代的卡尔·荣格（Carl Jung）也同样认为，那些保留于我们无意识中的创伤并未得到解决，它们会像"命运"一般重现于我们的生命中。他说道，"只要我们不能意识到，它都会像是一种宿命。"换句话而言，我们可能会一直重复着这种无意识的模式，直到我们能意识到它。荣格和弗洛伊德都指出，无论对这些事件进行处理有多么困难，它们都不会自己消失，而是会保留在我们的无意识中。

弗洛伊德和荣格甚至在他们的病人身上观察到，那些被禁锢与压抑的创伤经验是如何体现在病人的语言、姿势与行为上的。经过多年研究，治疗师已经能够从口误、固着模式或是梦的意象这些线索中探索来访者内心无法表达出、未曾考虑过的部分。

近来在成像技术方面所取得的进步，使得研究者能够阐明大脑与身体功能之间的关系，在重大情境中，这些功能会受到损坏。巴塞尔·范德考克（Bessel Van der Kolk）是一位荷兰的精神病医生，他因为其在创伤后应激方面的研究而被人们熟知。他解释道，当人们经历创伤时，大脑的语言中枢便停止工作，负责感知当下的中前额叶皮层也停止了工作。他将创伤中"无法言说的恐惧"描述为一种"失语"的体验，这是当处于危险情境时，大脑的记忆通路受到阻碍时会发生的普遍情况。他说："当人们开始再次经历创伤时，额叶功能会被削弱，因此他们便很难说话和思考。他们不再能够与自己或他人准确地描述到底发生了什么。"[1]

不过，这一切并非是静默的：那些在创伤事件后重现的片段（文字、画面、闪现的念头），它们构成了一种关于我们所承受的痛苦的隐秘语言。什么都未曾消失，只是形式发生了变化。

当前的心理治疗趋势已开始突破个人创伤的局限，而把家庭、社会历史的创伤事件都包含进来。各种不同类型与强度的负性事件（被遗弃、自杀及战争，或是孩子、父母或兄弟姐妹的早逝），它们所带来的痛苦会一代代地流动下去。近来随着细胞生物学、神经生物学、实验胚胎学和发展心理学的发展，这些领域都强调对家庭中至少三代人进行了解十分重要，因为这能够使我们更好地理解在重复的创伤模式背后的机制。

接下来要说的这个故事是一个非常生动的例子。我最初见到杰西（Jesse）时，他已经有一年多夜里睡不好觉了。从他眼周的黑眼圈可以明显看出他的失眠，但是我从他空洞的眼神里知道远不止失眠这么简单。尽管杰西才20岁，但他看起来至少比实际年龄大了10岁。他整个人陷坐在我的沙发里，仿佛他的双腿已再也不能支撑他的重量。

杰西说自己曾经是一个明星运动员，并且是个成绩拔尖的学生，但持续的失眠使他感到抑郁和绝望，并且两者不断地在恶性循环。最终，他退学了，也失去了他那么努力争取的棒球奖学金。他不顾一切地试图寻求帮助，来让他的生活重回正轨。在过去的一年中，他已经去见了三位医生、两位心理学家、一个睡眠诊所，还有一位自然睡眠疗法的医生。他们没有一个人能带来真正的帮助，他用贫乏的语调说着这些。在杰西分享自己的故事时，他大部分时候都注视着地板，他告诉我他已经走投无路了。

当我问他是否知道任何可能造成他失眠的原因时，他摇了摇头。在以前，睡着对杰西来说是非常容易的。而就在他刚过了 19 岁生日的那一晚，他在凌晨 3 点 30 分突然醒来了。他感觉很冷，并一直在发抖，但无论他做什么都不能让自己暖和起来。过了 3 个小时，杰西已经盖上了好几张毯子，但他仍然十分清醒。除了感觉到冷和疲惫，一种陌生的恐惧感也占据着他的内心。这种恐惧是他从未体验过的，那种感觉就像是如果他让自己重新睡着，那么有一些糟糕的事情就会发生。"如果我睡着了，我将再也不会醒来。"每次当他感觉自己快睡着了，那种恐惧又会把他拉回到清醒的状态。这种模式从第二天晚上开始重复，夜复一夜。很快地，失眠成为每晚必经的折磨。杰西知道自己的这种恐惧是不合理的，然而他对结束这种恐惧充满了无助。

我密切地关注着杰西所说的一切。我注意到了一个不太寻常的细节——他说到"极冷"，这种极度寒冷的感觉刚好发生在第一次失眠之前。我开始和杰西探索这个部分，我询问他在他们的家庭中是否有任何一个人经历过的创伤是与"寒冷""入睡"，或是"19"

相关的。

杰西说他的母亲只在最近告诉过他关于杰西父亲的哥哥不幸死亡的事情，他甚至从来都不知道自己有一个叔叔。他的叔叔科林（Colin）去世时才 19 岁，那时是在加拿大西北地区的耶洛奈夫，他在暴风雪中检查电线时被冻死了。那条小路沉没在雪中，这意味着他要很努力才能撑下去。最终发现他时，暴风雪已经将他盖住，整个人已经因为长期处于低温中而失去意识了。叔叔的去世对整个家庭而言是如此沉痛的丧失，以至于之后大家都不再提起他的名字。

如今，已过去 30 多年了，杰西无意中承接了叔叔科林的死亡体验。也就是说，那种对"放手"（放弃在雪地中坚持）的恐惧成为一种无意识。对于科林而言，放手就意味着死亡。对于杰西而言，睡着所带来的体验也是一样的。

将叔叔的事情与自己的联系起来，这对于杰西而言是一个转折点。一旦他认识到，他的失眠是源于 30 多年前的这样一个事件，他便能够解释自己为什么会恐惧睡着了。而治愈的过程也从这里开始了。在我们的治疗工作中，杰西学会了一些技术方法，这些在书后面我们会具体谈到。在这些技术的帮助下，他已经能够将自己从叔叔经历的创伤中分离出来，尽管那个叔叔是他从未见过的，但杰西将那种恐惧当作自己的。在这个过程中，杰西不但从失眠的重担中得到解脱，也从此使自己与家庭、使现在与过去有了更深的联结感。

为了解释像杰西这样的类似经历，科学家目前正在努力找到一些生物学方面的证据，从而证明创伤能够由一代人传递给下一代。瑞秋·耶胡达（Rachel Yehuda）是一位纽约西奈山医学院的精神病学、神经科学教授，她是世界创伤后应激领域的学科带头人之一，也是这个领域真正的先驱。在大量研究中，耶胡达探索了大屠杀幸存者及其孩子的 PTSD 神经机制。特别是她对皮质醇（一种应激激素，能够在经历与创伤后帮助我们的身体恢复到正常水平）及其对脑功能影响的研究，可以说对世界范围内进一步了解 PTSD 及其干预具有革命性的意义。（尽管创伤事件已经过去了，但 PTSD 患者会再经历与创伤相关的感觉与体验。这些症状包括：抑郁、焦虑、麻木、失眠、噩梦、惊恐思维、易警觉或"激怒"。）

耶胡达和她的团队发现，那些患 PTSD 的大屠杀幸存者的后代生来就有和他们父母一样较低的皮质醇水平，这使得他们更容易再经历上一代的 PTSD 症状。她对那些经历急性创伤事件的人进行研究发现，他们有较低的皮质醇水平，这一发现引发了较大的争议，因为它有悖长期以来的观点，即认为应激状态是与高皮质醇水平相关的。具体而言，在慢性 PTSD 的个案中，皮质醇的分泌受到抑制，这就导致幸存者和他们的孩子皮质醇水平较低。

耶胡达在这些群体中也发现了同样较低的皮质醇水平：战后老兵、那些在"9·11"事件中有创伤暴露的孕妇及他们的孩子。她不仅在她的研究群体中发现了这一特点，即这种会传递给后代的较低皮质醇水平，她还发现一系列应激相关障碍的患者也都如此，这包括了 PTSD、慢性疼痛综合征、慢性疲劳综合征[2]。有趣的是，50% ~ 70% 的 PTSD 患者也都达到了重度抑郁、其他情绪或焦虑障碍的诊断标准[3]。

耶胡达的研究表明，如果在我们的父母之中有一个人患有 PTSD，那么我们就有 3 倍的可能产生 PTSD 的症状，因而我们也更有可能产生抑郁与焦虑。[4] 她认为，这种代际 PTSD 是经遗传获得的，而不是来自我们直接暴露在父母所经历的创伤事件中。[5] 耶胡达是最早对此进行研究的人之一，他们向我们阐述了创伤幸存者的后代在没有直接经历那些创伤事件的情况下，是如何承接那些创伤所带来的生理与情绪症状的。

下面这个例子是来自格雷琴（Gretchen）的。多年来，她一直服抗抑郁药，还参加了团体治疗，并尝试了多种减压的认知技术，可是她的抑郁与焦虑症状并未好转。

格雷琴对我说她不想再活下去了。因为只要是她能记得的部分，她都在与情绪抗争，那种负性情绪是那么强烈，她几乎就要控制不住它们在自己身体内的涌动。格雷琴也承认了好几次去精神病院时，她都被诊断为双相障碍伴严重的焦虑障碍。药物能够带给她一定的缓解，却无法根治在她内心深处那种强烈的自杀念头。在青春期时，她点燃一根烟来进行自残直至烟燃尽。而现在，格雷琴已 37 岁了，她已承受了太多太多。她意外地用一种陈述事实般的口吻告诉我，她打算在下一个生日之前自杀。

在听格雷琴的叙述中，我有一种强烈的预感，在她的家族史中一定有过重大的创伤事件。在这些案例中，我发现密切关注来访者叙述时的"用词"很关键，这是帮助我们发现症状背后创伤事件的线索。

当我询问她打算用什么方式自杀时，她说打算熔化掉自己。

这种方式在我们大多数人听起来是难以理解的，她的计划详细来说就是跳进一个工厂的熔铁炉，而这个工厂是她哥哥工作过的地方。"我的身体很快就将化为灰烬，"她直直地盯着我的眼睛说，"甚至在它触及熔铁炉的底部之前。"

在她说这些时，她几乎没有什么情绪，对此我感到有些震惊。无论在她的言语之下隐藏的是怎样一种感受，我知道那都埋藏在内心很深的地方。同时，"熔化"和"化为灰烬"这两个词一直萦绕在我的脑海里。在已经与许多经历大屠杀家庭的后代进行治疗工作后，我已经学会了让这些词来引导我。我需要格雷琴对我说得更详细一些。

我问她，在她的家庭里有没有人是犹太人，或者经历过大屠杀。格雷琴一开始说没有，但她突然停了下来，并想起来了关于她祖母的事情。她的祖母出生在波兰的一个犹太家庭，但在 1946 年去美国时转为信仰天主教，也在那时和格雷琴的祖父结婚了。两年前，她祖母的整个家族都在奥斯维辛的烤炉中丧生。他们被强制吸入毒气，浸没在有毒的蒸汽中，之后被烧成灰烬。格雷琴的直系亲属中没有人对她的祖母说起过那次战争，或是她的兄弟姐妹、父母的遭遇。因为往往是在这样剧烈的创伤中，人们反而会完全避开正题。

格雷琴知道他们家族史的基本情况，却从来没有把它和自己的焦虑、抑郁联系在一起。我非常清楚地知道，她的用词和她所描述的感受，并不源于她自身，而是来自她的祖母，还有那些丧失生命的家族成员。

为了加深她对此的理解，我在办公室中间的地毯上放了一对泡沫橡胶脚印，以此代表她祖母的鞋，并引导她试着想象站在祖母的鞋面前。我引导她去想象，当失去了所有至爱的人时，她的祖母可能会有怎样的感受。为了使她更进一步地去体验，我问她是否愿意站到那对脚印上，把自己当作祖母，在自己身体内去感受祖母会体验的感觉。格雷琴说，她感觉到一种强烈到无法抑制的丧失感与沉痛感，还有孤独与寂寞。她还体验到了大多数幸存者都会有的一种内疚感，因为至爱的人都被杀害了，而自己却活了下来。

为了更好地处理创伤，让来访者直接体验埋藏在身体内的感知，这通常是非常有用的。当格雷琴能够体验到这些感知时，她才认识到，她想要自杀的愿望是与她逝去的家人深深相连的。她也明白了，她担负起了许多她祖母想要放弃生命的冲动。格雷琴真正理解这些后，她开始以一种新的视角来看待自己的家庭，她的身体也开始舒缓，仿佛有种东西长期在她身体里盘旋，而今终于放松下来了。

在杰西、格雷琴能够认识到那些在她们的家族史中埋藏的创伤后，这不过是她们治愈过程的第一步。因为只是在认识上了解到这些，对于一个真正意义的改变是远远不够的。通常，意识的觉察还需要有较深的内部感知体验。我们将继续探索让治愈变得真正完整的方法，这样才能真正从先辈所带来的伤痛中解脱。

不曾预想的代际遗传

一个小男孩可能会和祖父一样腿很长，一个小女孩也可能会有和母亲一样的鼻子，但杰西却继承了他叔叔对睡着的恐惧，格雷琴的家庭所经历的大屠杀造成了她的抑郁。那些创伤的片段沉睡在他们每个人之中，当它们已经过于沉重时，就需要在某一代中处理。

我们的家庭中若有人经历了不可承受的创伤，或是承受着强烈的内疚与伤痛，这种感觉会让人无法承受，并会逐渐加剧，使他们无法面对或是处理。这就是人性，当面临巨大的痛苦时，人们总是倾向于回避。然而当我们封闭自己的感受时，我们并不知道去体验那些被我们阻隔的感受是能够帮助我们自然实现疗愈的。

有时候，那些伤痛会一直被抑制，直到它找到了某种途径来表达。这种表达在后代身上的体现往往是一些难以解释的症状。例如杰西，杰西之前并没有出现过一直发冷和颤抖这样的症状，直到他19岁，也就是他叔叔科林被冻死的年纪；对于格雷琴，她祖母的那种焦虑、绝望感，还有自杀的愿望，从她记事起就一直伴随着她了。这些感受几乎成了她生命里主要的部分，却没有人想到这并不是来自她本身。

当前，还有很多像杰西和格雷琴一样的人承受着家庭创伤所带来的痛苦，但我们的社会给他们的选择是有限的。通常，他们可能会咨询医生、心理师或精神病医生，并且会接受药物或其他治疗，也可能是两者的结合。但是，尽管这些途径所获得的方法能带来一定的缓解，可他们依旧不能痊愈。

并非我们所有人的家族史都像杰西或格雷琴一样有过重大的创伤事件。但是，一个婴儿的死亡、一个孩子的遗弃、失去了自己的房子，甚至是缺乏来自母亲的关注，这些事情都会毁坏家庭的支持体系，影响家庭中爱的传递和流动。当我们能够意识到创伤的根源，长期固化的家庭模式才能被打破。在这里需要着重说明的是，不是所有的创伤带来的影响都是负性的。在下一章中，我们将一起了解基因以外的外部变化，也就是创伤事件造成我们细胞中的化学变化。

据耶胡达所说，外部变化是为了能够使我们在压力情境中有更多的反应方式，这是一种积极的变化。"在战争中你更愿意和谁并肩作战？"她说，"是和一个过去经历过挫折知道如何保护自己的人，还是和一个从未经历过斗争的人？"[6]一旦我们了解到应激与创伤会带来的生理改变，她说，"我们就可以形成更好的方式，帮助我们认识自身真正的能力与潜质。"[7]

从这个角度来看，我们继承或自己经历的创伤除了会带来痛苦，也会给我们的后代带来更强大的力量与复原力。

第 2 章

跨越三代的生命：
家庭之躯[⊖]

It Didn't Start with You

> 我十分强烈地感觉到，我受着某件事情或某个问题的影响，那件事未完成或者那个问题没有得到答案，它是我的父母、祖父母乃至更远的祖辈所遗留下来的。它的存在仿佛是家庭中的某种因缘，由父母传递给孩子。它让我觉得我必须去……完成，或者可能是延续那些先辈还未完成的事件。
>
> ——卡尔·荣格 (Carl Jung)

在你觉察到以前，你已经和你家庭的历史联系在一起了。在你还是未受精

⊖ 每个人的家庭就像一个人的身体，我们都是这个身体的一部分。——译者注

卵时，你就和你的母亲、外祖母共处一个细胞环境中。在你的外祖母身怀你的母亲五个月时，之后形成你的卵子前，体细胞就已经存在于你母亲的卵巢内了。

这意味着，甚至在你的母亲出生之前，你的母亲、你的外祖母还有最早有你的痕迹就已经存在于同一身体里了——三代人共享着同样的生理环境。[1]这并不是一个新的发现，胚胎学的教科书讲述这些已有一个多世纪了。同样地，你也可以从父系中追寻到你的源头。当你的父亲还在他母亲子宫内时，形成你的精子前体细胞已经存在于你父亲的身体里了。[2]

通过耶胡达和其他人的研究，还有我们目前已经了解的应激可以遗传的方式，我们可以描绘你的外祖母经历的创伤所带来的生理变化是如何传递的，并有着如此深远的影响。

不过，卵子与精子的发展过程是有显著的生理差异的。当你父亲从进入青春期开始会不断产生精子，而你的母亲生来就一直在产生卵子了。她在你外祖母的子宫里时，一旦开始形成卵细胞，细胞就会停止分裂。[3]因此，在 12 ~ 40 岁或者是更晚一些，其中的一个卵子和你父亲的精子结合，最终形成了今天的你。如今的科学告诉我们，前体精子与卵细胞两者都可能会受到某个事件的影响，并可能会影响后代。因为你父亲的精子在青春期和成人期都在不断地产生中，因而也会一直受到创伤事件的影响，直到有了你。[4]在我们看到这些最新的研究时，我们也为其影响之大感到震惊。

母亲传递给孩子的细胞记忆

　　科学家起初认为，我们父母的基因制造了创造我们的蓝图，只要在适度的正确引导与足够的营养支持下，我们就能与蓝图中的我们"无缝贴合"。而现在我们知道了，基因蓝图只是一个开始，早在母亲怀孕时，我们就受到来自环境的影响，这种影响从情绪、心理和生理方面塑造着我们，并贯穿我们的一生。

　　细胞生物学家的先驱布鲁斯·利普顿（Bruce Lipton）提出，我们的 DNA 会同时受消极与积极这两种思维、信念和情绪的影响。利普顿博士作为医学院教授和科学研究者已多年，他一直在研究细胞接收和加工信息的机制。1987 ～ 1992 年，利普顿是斯坦福大学的学者与研究员，他证明了从环境发出的信号能通过细胞膜实现操作，从而控制着细胞的行为与生理机能，进而激活或抑制某个基因。他的观点与发现在过去是颇具争议的，但现在已被许多研究者证实。他对动物和人类细胞进行的研究帮助我们获得了一种视角，从而理解细胞记忆是如何在子宫内由母亲传递给未出生的孩子的。

　　据利普顿所言："母亲对他人害怕、愤怒、关爱、希望的这些情绪与情感，它们会从生化特性上改变后代的基因表达。"[5] 在怀孕期间，母亲血液中的营养物质经由胎盘壁来滋养胎儿。在输送营养的同时，母亲也会释放一些由其情绪产生的激素与信息信号。这些化学信号会激活细胞中特定的受体蛋白质，从而促发大量的生理、代谢及行为变化，这种变化不仅出现在母亲体内，也发生在胎儿身上。

　　一些慢性或反复的情绪会给孩子留下更深的影响，比如愤怒与害怕，它们在本质上"预先设定"了将来孩子会怎样适应环境。[6]利普顿对此做出了解释："当压力激素扩散至（人们的）胎盘时……这会让胎儿的血管更多地压缩内部的血液，而向外围输送更多，从而为战斗防御行为做好准备。"[7]在这一意义而言，一个孩子如果在子宫内已经经历过压力情境的话，那么他会更能应对相似情境。

　　现有的大量研究阐释了孕期中的母亲及其压力是如何影响孩子的，并且这通常早在怀孕期间的前三个月就开始了。其中一篇2010年发表在《生物精神病学》上的研究，论述了胎儿出生前的压力及其对婴儿神经发展的影响这两者之间的关系。研究者将孕妇羊水中的压力管理激素水平作为压力水平的指标，并对125位孕妇进行了测量。结果发现，早在怀孕后的第17周开始，那些在子宫内暴露于高皮质醇水平的婴儿，当他们发展到17个月时其认知发展会出现削弱。[8]

　　在精神病学家托马斯·沃尼（Thomas Verny）于2014年出版的《养育未出生的孩子：与你的孩子互动的9个月计划》(Nurturing the Unborn Child: A Nine-Month Program for Soothing, Stimulating, and Communicating With Your Baby) 一书中，他告诉我们："如果一位孕妇经历了急性或慢性的压力事件，她会开始分泌应激激素（包括肾上腺素和去甲肾上腺素），这些激素会从她的血液扩散至子宫，肚子里的孩子也会处于相同的压力情境中。"[9]沃尼还说道："我们的研究表明，孕妇若长期处于持续和强烈的压力情境下，那孩子则更有可能早产，并可能会出现体重低于平均值、多动、易怒、疝气这些症状。更极端的情况是，孩子可能会在出生时手指就被吮吸至发炎，甚至是出现溃疡。"[10]

利普顿非常强调他所提到的"有意识地教养"的重要性。也就是说，从怀孕前到出生后整个过程都有意识地进行培育，因为一个孩子的健康发展会深受父母思维、态度及行为的影响。[11] 父母不想要孩子的心理、不断考虑自身及后代的生存机会的焦虑，还有母亲在怀孕期间一直忍受生理和情绪虐待等，这些都构成了孩子出生的消极环境，并会传递给下一代。[12]

当我们了解到情绪能够通过生理进行传达，还有三代人共享着同样的子宫生理环境后，来想象这样一种情境：在你母亲出生的前一个月，你的外祖母接到噩耗，得知她的丈夫在一次意外事故中发生了不幸。因为怀着一个即将出生的孩子，她难以充分地处理自己的伤痛，因此她很可能会将情绪压抑，而这种情绪会浸没于她的女儿、外孙（外孙女）共享的身体里。你和你的母亲会感觉到一种悲伤，它来自内心深处，这是你们三个人共享的一处地方。

当我们有了这样一种共享的环境，压力就能够带来 DNA 的改变。在下一节，我们会一起来了解家族史中的创伤是如何影响基因的。

表观遗传学

布鲁斯·利普顿在细胞记忆方面的研究支持并促进了当前不

断发展的遗传学领域，该领域主要研究在不改变 DNA 序列的情况下，人们在遗传过程中基因功能的变化。最初，我们认为基因的可遗传性只能通过父母的染色体 DNA 实现。[13] 而今随着对人类基因的进一步认识，科学家发现，染色体 DNA（即传递像发色、眼睛、皮肤这些生理特征的 DNA）意外地只构成了总 DNA 的 2%。[14] 其他 98% 的 DNA 我们称之为非编码 DNA(ncDNA)，它们负责情绪、行为和人格这些遗传特征。[15]

科学家在过去把非编码 DNA 称为"废弃 DNA"，因为当时他们认为这些 DNA 几乎是没有用处的，直到最近，科学家才开始认识到这一部分 DNA 的重要性。另外，有趣的是，非编码 DNA 的比例是随着生物体的复杂性而增加的，因而人类所拥有的比例是最高的。[16]

我们知道，非编码 DNA 会受到环境刺激的影响，例如有毒物质或营养不良，同时它也会受到紧张情绪的影响。[17 18] 受到影响的 DNA 会将信息传递下去，确保我们能够拥有适应某种情境的特定特质，这样就能帮助我们适应子宫外的生存环境。[19] 根据瑞秋·耶胡达所说，生理上的遗传变化能够使我们更好地应对父母所经历过的创伤。在面对相似的压力情境时，我们生来便有了特定的"工具"帮助我们生存下去。[20]

一方面，这的确能够给我们带来益处。我们生来就有某种内在的能力，耶胡达称之为"环境复原力"，[21] 它使我们能够适应压力情境。另一方面，这种内在能力也存在危害。例如，一个孩子的父母早年生活在战争环境中，那他可能会遗传到一种面对剧烈噪声环境会退缩的反应。尽管这种特征确实能够在面临爆炸威胁时对人产生保护作用，但也会让人在没有危险时也一直处于高度警觉状态。通过这样一个例子，我们了解到，在孩子遗传到的内在特征与实际环境之间有时是存在不一致的。这样一种不一致容易让人出现应激障碍和其他疾病。[22, 23]

这些适应性变化是细胞中的化学信号带来的，也就是一般所说的遗传标记，它会黏附在 DNA 上，并向细胞传达是否激活某个特定基因。"外部环境中的某些东西会影响内部环境，并且早在你认识到这些以前，基因已经能够通过各种形式来发挥机能，"耶胡达说，[24] "DNA 序列本身并没有发生变化，但因为它的遗传标记不同，因而其表现形式也就不同了。研究已经表明，遗传标记能够解释我们在日后应对压力时的不同反应。"[25]

科学家在过去认为，在任何遗传信息影响到下一代之前，压力所带来的影响在前体精子和卵细胞中会消除（在受精不久之后），就像数据从电脑硬盘驱动中清除一样。然而，科学家现在已经证实，某些遗传标记会逃脱改编过程，并且会传递到前体精子与卵细胞中，在将来的某一天成为我们。[26]

最普遍的一种遗传标记就是 DNA 甲基化，它主要是阻碍蛋白质附着于某个基因上，从而抑制基因的表达。[27]DNA 甲基化将"有用"或"无用"的基因封锁在一个"关闭"状态，从积极与消极两个方面影响着我们的健康。研究者发现，当应激源或创伤发生时，DNA 甲基化的无序性会传递给后代，并伴随对生理、情绪健康威胁的易感性。[28, 29]

另外有一种较小的非编码 RNA 分子叫作微 RNA，它在基因表达调控中发挥着重要作用。与 DNA 甲基化一样，应激引起的微 RNA 水平的无序性会影响基因在后代中的体现。[30]

在大量的基因中，会受到压力影响的主要是 CRF1（促肾上腺皮质激素释放激素受体）和 CRF2 这两种基因。我们可以在那些有抑郁和焦虑的个体身上观察到这两种基因水平的增长。[31] CRF1 和 CRF2 基因也可以从一位处于应激状态的母亲那里得到遗传，她的基因也有和焦虑、抑郁一样的增长水平。[32] 科学家提到，还有大量的其他基因也会受到一个人早年创伤经验的影响。[33, 34]

"我们的研究表明，基因……保留了对过去经验的某些记忆，"剑桥大学的杰米·哈克特（Jamie Hackett）博士这样说道。[35]

耶胡达在 2005 年做的一项历史性研究引发了大量的关注，人们认识到应激模式实际上是会由孕妇传递给孩子的。那些在"9·11"事件发生时正在世贸大楼或在其附近的孕妇（怀孕中后期），还有由此产生 PTSD 的孕妇，她们所生的孩子都有较低的皮质醇水平。[36] 她们的孩子在面对新的刺激时，也会感受到痛苦加剧。皮质醇水平受到损害，我们控制情绪和调节压力的能力也一样会被削弱。这些小婴儿同样也会比他们所处胎龄更小一些。[37] 耶胡达和她的团队认为，"9·11"事件进行研究的结果绝大多数都是由遗传机制所导致的。他们将经历"9·11"后形成 PTSD 和没有形成PTSD 的人进行了对照，发现这两个群体有 16 种基因的表达是不同的。[38]

在一篇 2015 年 8 月发表在《生物精神病学》的研究中，耶胡达和来自纽约西奈山医院的团队发现证实，基因变化能够由父母传递给孩子。经过对基因的某个特定区域（与应激调节有关）进行分析，耶胡达他们发现，经历了大屠杀创伤的犹太人，他们与后代拥有相似的基因模式。他们将结果与那些在战争期间没有居住在欧洲的犹太家庭进行了比较，进一步确定了基因改变只在那些家庭经历了创伤的孩子身上出现。[39]

现有大量研究向我们阐明，父母的创伤经验是如何影响孩子的基因表达和应激模式的。艾里克·内斯特（Eric Nestler）博士在他的论文《抑郁的表观遗传机制》[于 2014 年 2 月发表在《美国医学协会杂志》（*JAMA Psychiatry*）] 中写道："实际上，重大的负性生活事件会改变后代对压力的易感性。"[40] 那些在"9·11"事件后产生 PTSD 的母亲，她们不仅会使孩子有较低的皮质醇水平，还会让孩子更容易受到噪声和陌生人的伤害。有一项在英国的研究发现，那些母亲在怀孕期间焦虑的孩子会有加倍的情绪和行为问题。[41]

"创伤能够从过去持续到现在，并造成新的受创者，"研究成瘾性的精神病学家戴维·萨克（David Sack）博士在《今日心理杂志》中谈到这一点，"如果孩子的父母长期承受着 PTSD 的痛苦，那么他们有时也会形成自己的 PTSD，我们称之为次级 PTSD。"他提到，参加伊拉克或阿富汗战争并患有 PTSD 的父母中，他们的孩子有 30% 也有相似的 PTSD 症状。他还说："父母的创伤会成为孩子他们自己的，同时孩子的行为、情绪问题也会与父母相似。"[42] 例如，那些经历柬埔寨屠杀有创伤体验的父母，他们的孩子会更容易有抑郁和焦虑。同样，对澳大利亚的越战老兵而言，他们的孩子也比一般群体有更高的自杀概率。[43]

在西半球，在保留地的美国原住民青年的自杀率是最高的。在美国的一些其他地区，自杀率比其他的美国青年要高 10 ～ 19 倍。[44] 艾伯特·本德（Albert Bender）是一位切罗基族的印第安人，他是历史学家，也是一位专长印第安人法的律师，他认为："所有的原住民都会体验到代际创伤，尤其是印第安的青年，种族灭绝的历史政策带来了无止境的屠杀，强制性的驱赶和军事制裁一直持续到了 19 世纪才结束，最后也就是我们知道的伤膝河惨案。"他认为是代际创伤激发了这些自杀的愿望。"所有的这些记忆都在年轻一代人的心中以某种方式产生着共鸣。"他还报告说，现在在年轻一代中自杀率如此高，"因此如果一周内没有出现自杀，在许多保留地都会被认为是一种祝福。"[45]

LeManuel"Lee"Bitsoi，纳瓦霍人，他是哈佛大学遗传学的博士研究助理，他证实了本德的说法，即年轻人的症状是对过去的再次经历。他认为，遗传学的研究最终会发现大量的证据，来证明代际创伤是真实存在的。[46]

美国的原住民青年中，比如战争老兵的孩子、大屠杀幸存者的孩子、柬埔寨屠杀幸存者的孩子，还有"9·11"事件幸存者的孩子，他们是当前代际创伤的最新"受害者"。令人担忧的是，实际上的名单还不止这些。暴力、战争和压迫不断在埋下代际创伤的种子，这些创伤中的幸存者不经意向后代传递着他们所经历的一切。

例如在卢旺达，1994 年后出生的年轻人，那时他们还太小，没有目睹对近 80 万人的无情杀害，但他们却和目睹并幸存下来的人有一样的创伤后应激症状。年轻一代的卢旺达人说，他们体会到强烈的焦虑感和强迫感，这和甚至在他们出生前就已经存在的那种惨状是相似的。[47]

耶胡达发现，患有 PTSD 的母亲与没有出现 PTSD 的母亲相比，他们的孩子有 3 倍的可能性更容易形成 PTSD。她还发现，幸存者的孩子有 3 ～ 4 倍的可能更容易出现抑郁和焦虑，并且父母一方有 PTSD 时，他们会更容易出现物质滥用。[48] 耶胡达和她的团队还在分别是母亲和父亲出现 PTSD 时，对孩子的症状进行了区分。[49]她发现，如果是父亲患有 PTSD，那么孩子会更可能感觉到"与自己的记忆发生分离"；如果是妈妈患有 PTSD，孩子则有更大的可能感觉到很难"平静下来"。[50]

特别是耶胡达还提到，如果是孩子的父亲有 PTSD，那么他"更倾向于产生抑郁或其他慢性应激反应"。如果孩子的母亲有 PTSD，那么情况就相反了。[51] 耶胡达指出，经历了大屠杀的母亲往往害怕与孩子分离，因此她们的后代总会抱怨母亲过度关注他们。[52]

耶胡达认为，应激状态所引发的遗传性改变在受孕之前就发生了，并且是通过父亲的精子传递的。她还认为，这种变化也同样可能通过母亲传递，并也发生在受孕前。[53] 她还提出，发生创伤事件时母亲的年龄很关键，这会影响到她传递给孩子的信息。例如，大屠杀幸存者的后代，他们遗传到的酶是活跃的皮质醇还是不活跃的皮质醇，这取决于他们的母亲当时是小孩还是已经成年。[54]

祖父母经历 PTSD 也同样会影响到后代。就像我们前面说到的格雷琴，战争带来的创伤会持续下去，使重孙也承受着最初的伤痛。

创伤不仅来源于战争，任何会破坏家庭平衡状态的重大事件，那可能是一次犯罪、自杀、早逝、突然或意外的丧失，这些都会使我们再次经历从过去而来的创伤症状。萨克写道："创伤贯穿于整个社会，还有我们的代际之间。"[55]

表观遗传学视角下的创伤传递

直到最近，科学家才开始了解发生创伤遗传时的生理机制。为了进一步探究，研究者开始做一些动物实验。因为人类和小白鼠之间的基因图式有着惊人的相似，人类有 99% 的基因都能在小白鼠身上找到对应物，这些研究使我们能够认识到代际创伤对我们造成的影响。这一研究如此有价值还有另一个原因，因为小白鼠的一代大概是 12 周，代际之间的研究只需要在相对短的时间内就可以得到结果。而相同的研究在人类身上则需要 6 年之长。

现在，在小白鼠的血液、大脑、卵子和精子中发生的化学变化开始和下一代的抑郁、焦虑这些行为模式联系在了一起。例如对母系后代进行的研究表明，与母亲分离的应激状态造成的基因表达变化能够追溯至三代。

在这样的一项研究中，研究者在幼鼠出生的最初两周内，每天剥夺母鼠多达 3 个小时的抚育时间。之后，这些小幼鼠表现出的行为与人类的抑郁十分相似。随着小白鼠年龄的增长，这些症状也在发生恶化。出乎意料的是，一些雄性白鼠自身没有出现某些行为，但是会将这种行为变化传递给他们的雌性幼鼠。研究者也在应激中的小白鼠身上发现了甲基化和基因表达变化。这些基因变化中包括 CRF2，它对白鼠和人类的焦虑都具有调节作用。研究者还发现，后代的生精细胞（前体精子和卵细胞）以及大脑都会受到与母亲分离焦虑的影响。[56] 另一项用大鼠做的实验发现，那些更少受到母亲照料的老鼠相比得到更多照顾的老鼠，它们在成年期会表现出更多焦虑，并且对刺激更加敏感。研究者在多代之间都发现了这种应激模式。[57]

通常我们都知道，婴儿如果和母亲分离，这对他们会是巨大的挑战。在对包含雄性白鼠的研究中，那些与母亲分离的幼鼠一生都会表现出较高的应激易感性，并且其后代也会有相似的应激模式，这种模式会延续好几代。[58, 59] 苏黎世大学的脑研究所在 2014 年做了这样一项研究，他们将雄性白鼠反复并长时间置于与母亲分离的高强度焦虑中。结果，这些发生创伤的小白鼠表现出一系列类似抑郁的症状。之后它们继续繁衍后代。研究者在后代身上发现，第二代、第三代幼鼠都有相似的创伤症状，尽管它们没有再经历与母亲分离。[60]

研究者还在有创伤经验的白鼠身上发现了大量的反常微 RNA（管理基因表达的遗传片段），它们出现在白鼠的精子、血液还有海马体里（涉及应激反应的大脑区域）。这种大量的反常微 RNA 也出现在第二代白鼠的血液和海马体中。不过，第三代白鼠虽然也表现出了和上两代白鼠一样的创伤症状，却没有监测到微 RNA 数量的增加，由此研究者推测，创伤事件对三代都会有行为上的影响，但是可能表现得没有之前那么严重。[61]

"因为微 RNA 数量在精子中的失衡，我们发现了传递创伤过程中的一个关键因素，"这项研究的合作者伊莎贝尔·曼殊（Isabelle Mansuy）说道。[62] 她和她的合作者目前正在研究微 RNA 在人类创伤遗传中的作用。

科学目前已经证实，一代人所经历的创伤会传递给下一代，这也是用老鼠做研究的重要意义。了解到我们可能对后代产生影响，我们必须问一问自己：我们究竟会给孩子传递什么呢？

2013 年，埃默里大学做了一项研究，实验被试是处于应激状态的雄性白鼠的后代。研究者发现，创伤记忆能够通过 DNA 中的表观遗传变化进行传递。他们让某一代的白鼠进行训练，使它们害怕一种像樱花味道的东西——苯乙酮。每次当它们闻到这种味道，同时就会受到一次电击。经过一段时间，这些白鼠会产生大量与这种特定味道有关的嗅觉受体，这使它们很容易就探测到这种味道。另外，它们的大脑中特定与这些嗅觉受体相关的区域也扩大了。研究者还进一步在白鼠的精子中也发现确实产生了变化。

这项研究最有趣的部分在于后两代中出现的变化。不管是第二代还是第三代幼鼠，只要暴露在樱桃味中时，它们都会跳起来并且躲避这种味道，但它们之前其实都没有经历过那种刺激训练。另外，它们的大脑也产生了同样的变化。这些白鼠不仅遗传了对气味的敏感性，还遗传了与气味相关的恐惧感。[63]

布赖恩·迪拉兹（Brian Dias）是这项研究的合作者之一，他认为："在精子内存在某种东西能够使信息遗传下去。"[64] 迪拉兹和他的实验伙伴都提到，在父鼠与幼鼠的精子内都有反常的低 DNA 甲基化。[65] 尽管对父母的创伤经验储存在 DNA 内的明确机制仍在探索之中，迪拉兹还是说道："它会利于祖辈去提醒后代，某个特定环境对他们可能是不利的。"[66]

这项特殊研究强有力地支持了研究者所说的"代际表观遗传"，也就是行为可以在代际之间传递下去。当我在实践中探索我的家庭时，我常常会看到一些反复的疾病、抑郁、焦虑、关系与经济困难这些模式，并总想试着了解得更深入。在这一代中，到底是什么未处理的事件让一个男人在赛马中输光所有钱，或者是让一个女人选择只与已婚男人建立亲密关系？他们的基因遗传信息是怎样受到影响的？

迪拉兹和他的团队希望能进一步探究这种代际之间相似的影响是否也存在于人类基因中。在人类中来进行验证还需要跨越好几代，而目前在动物上的研究已明确地告诉我们要暂时停下来，好好思考我们与父母和祖父母所共同感知的创伤。

2013 年，海法大学的研究者英娜·盖斯勒－所罗门（Inna Gaisler-Salomon）、希巴·扎依丹（Hiba Zaidan）、弥迦·莱谢姆（Micah Leshem）在《生物精神病学》上发表了一项研究，这项研究对象包括了雌性老鼠，他们发现在受孕前，甚至是相对很温和的压力性刺激都足以影响后代。在实验研究中，大鼠在出生的 45 天后（等同于人类的青春期）开始暴露于微弱的刺激下，例如温度的改变，最终可以在后代中测量到相应的影响。[67]

CRF1 基因主要负责对身体应对刺激时的分子进行编码，研究者经长期研究发现，在受刺激的雌鼠的大脑中，可以探测到这类基因的分子产物发生大量增加。他们在雌鼠的卵细胞以及它们后代的大脑中，都发现了这种分子产物的大量增加，这些都能说明创伤相关经验是经过卵细胞传递的。研究者认为，新生小鼠的行为改变与从母亲那得到的抚养模式是无关的。[68] 这项研究说明，即使人类在婴儿时期得到了支持性的抚养，我们仍然会在我们意识到之前接收到父母所经历的创伤体验。在下一章中，我们将介绍来自同一父母的兄弟姐妹如何遗传不同的创伤体验，并且在同样的抚养环境下产生不同的生活。

加拿大的莱斯布里奇大学于 2014 年做了一项大鼠研究，探讨压力状态对孕期母亲的影响，以及对早产儿的影响。研究结果发现，应激状态下的母亲易发生早产，并且其女儿也可能会容易出现早产。而重孙女则会出现比自己母亲更短的孕期，甚至她的母亲并没有处于应激状态，这一现象令研究者感到惊讶。[69] 文章的第二作者格林德·梅斯（Gerlinde Metz）说："令人惊讶的是，孕期中轻微到中等程度的刺激就会在后代中产生复杂的影响，因此，刺激在每一代的影响会越来越大。"[70] 梅斯认为，表观遗传的变化是非编码微 RNA 分子造成的。[71] 这一发现对因为压力有生育风险或分娩并发症的人具有重要意义。

因为人类的一代大约需要 20 年，因此来自人类的代际研究结果仍在进行中。不过，从我们在白鼠身上进行的研究得知，创伤至少会在三代以内进行传递，由此研究者推测，当人们经历了某个创伤或压力事件后，他们不仅会将这种模式传递给孩子，还会传递给孙辈。

我们已揭晓了遗传中新的发现，关于如何减轻代际创伤的影响可能会慢慢成为下一步要做的事情。研究者如今已经发现，我们的思维、内在的意象以及每日的实践，例如可视化、冥想等，这些都能改变我们基因的表达方式，我们将在后面的章节具体阐述。

第 3 章

家庭的记忆

It Didn't Start with You

> 父母吃了酸葡萄，孩子的牙齿也被酸到了。
>
> ——以西结 (Ezekiel) 18：2 (*New International Version*)

简单来说，我们会通过我们的母亲感受到外祖母的教养方式。外祖母她自身所经历的创伤、承受过的伤痛、她在童年时期或是与外祖父一起时面临过的困境，还有那些对早年逝去的至爱的丧失感——从某种程度而言，这一切都积淀下来，从而影响着她对母亲的教养。若再继续往前回顾，我们会发现，外祖母接受的教养方式也可能有这样类似的过程。

我们也许并不知道那些构成她们生

命的特殊事件是什么，但我们能够深感这些事件所带来的影响。这里指的不仅是遗传，还包含了父母所受教养方式对我们产生的影响。我们与同伴的关系、我们与自身的关系、我们对后代的教养方式，都包括在这影响之内。不管怎样，父母都会倾向于将他们所接受的教养方式传递下去。

这些教养方式固着于我们的脑中，甚至在我们出生之前就开始形成了。当我们还在母亲子宫内时，我们与她之间的连接就影响着我们大脑神经通路的形成。托马斯·弗尼（Thomas Verny）这样说道："从怀孕伊始，我们在子宫内的体验便开始塑造自身大脑的形成，同时还奠定了人格、气质及高级思维能力的基础。"[1]家庭教养方式仿佛一套固有模式，它更多的是通过代际之间无形地传递，而非后天习得。

在子宫外最初的九个月，我们会延续在子宫内时的神经发展。婴儿与父母或其抚养者之间互动体验的方式，决定了哪一部分神经通路会被舍弃，哪一部分得以保留及其保留下来之后的形式。正是通过这些早期的互动体验，孩子逐渐建立起管理情绪、思维、行为的一整套模式。

当一位母亲具有代际创伤，或者是与其母亲的连接经历了某种破裂时，她与孩子之间的连接就会受到影响。这种连接会变得脆弱，且更有可能中断。母婴连接的早期中断——婴儿长时间的住院、母亲不合时宜的出差、母婴之间长期的分离，它们所造成的影响对于婴儿来说可能是灾难性的。这意味着，孩子从深层已形成依赖的那种熟悉感（母亲的气味、感觉、触摸、声音和味道），突然间都消失了。

"母婴间的生理状态与毒瘾有许多相似之处,"行为科学作家威妮弗雷德·加拉格尔(Winifred Gallagher)说道,"当他们分离时,婴儿对母亲不只是想念,而是一种生理与心理上的戒断……这与突然让一位海洛因成瘾者彻底戒毒的境况没有什么差别。"[2] 这样一个类比使我们更好地理解,为什么所有新生的哺乳动物(包括人类)要与母亲分离时,他们都会奋力抵抗。"从婴儿的视角出发,与母亲分离的感觉像是一种对'生命的威胁'",马琳达大学医疗中心的新生儿专家,雷琳·菲利普斯(Raylene Phillips)博士表示,"如果分离持续了较长时间……婴儿对得不到母亲的回应感到绝望……他们便会放弃。"[3] 菲利普斯博士将这一关于母亲与婴儿联系的观点与尼尔斯·伯格曼(Nils Bergman)及其神经系统科学方面的专家分享。

早年间,我是体会过那种放弃的滋味的。这要从我的家庭说起。我妈妈没有从外祖母那得到的,实际上会影响她能够对我和兄弟姐妹所给予的。尽管我总能最大限度地感受到她的爱,但是她大部分时候对我们的教养仍受到家族创伤的影响,尤其是外祖母艾达(Ida)在两岁时便失去了父母这一事件。

听家人说,我的曾祖母索拉(Sora)在1904年时因肺炎去世了,那时她的父母便责怪她的丈夫安德鲁(Andrew),因为在他们眼中,他就是个没用的赌徒。在家人的叙说中我才知道,正值隆冬时,曾祖母常把身子探出窗外乞求曾祖父回家,也因此患上了肺炎。他们告诉外祖母她的父亲"输光了所有的钱",这也成了家族里一代代的"传唱"。曾祖母去世后，曾祖父也被赶出家里，从此再无音讯。外祖母总会一遍遍地和我说起这些事情，尽管我只是一个小孩，但每次听她说起，我都能感受到她的痛苦——我感到很难过，因为她永远没有机会了解自己的父亲了。

因为外祖母在两岁时就成了孤儿，后来她由自己的祖父母抚养长大，他们在匹兹堡山区靠卖布为生。外祖母非常爱她的祖父母，他们非常疼爱她，每当外祖母与我分享这些时，都能感受到她发自内心的喜悦。但这只是故事的一部分——外祖母意识里能够记住的部分。在她未能意识到的深处还隐藏着更深层的内容。

在外祖母刚学会走路之前，甚至当她还在子宫里时，她可能就已经能对母亲所感知的一切感同身受——那些由不断的争吵、眼泪还有失望所带来的痛苦。在外祖母大脑神经通路形成的关键时期，这一切带来的影响是深远的。而在这之后，在两岁便失去了母亲已能让她置身于崩溃之中。

母亲由外祖母抚养长大，而外祖母从两岁就是孤儿，没有感受过来自母亲的照顾。除此之外，外祖母内心深处关于自小失去母亲的创伤也会传递给我的母亲。尽管外祖母过去在母亲的生命真实存在过，但她所给予的情感也不足以支撑母亲之后一路的成长。这种情感连接的缺失也会传递给我的母亲。

我外祖父的身世也同样曲折。在外祖父哈里（Harry）只有 5 岁时，他的母亲瑞秋（Rachel）在生孩子时去世了。外祖父的父亲塞缪尔（Samuel）因而负有很深的内疚感，因为他认为是他让妻子怀孕才会导致后来的事发生。然而塞缪尔很快娶了另一个女人，她对哈里很不好，哈里自己的父亲也更关心继母的孩子。我所知道的这些都是母亲告诉我的，因为外祖父很少会说起自己的童年。在外祖父很小的时候，他几乎快被饿死。他只能从垃圾桶里翻东西，靠吃蒲公英叶子来维持生命。作为一个小男孩，我想象着我的外祖父同样也是一个小男孩的时候，他独自坐在路边，吃着过期的面包，或是啃着鸡骨头上腐坏的肉。

我的外祖父母都在他们很小时失去了母亲，因此他们不经意也就传递了这种创伤。我的家族里，这种母婴连接已经至少经历了三代。母亲出生前没有经历这种连接的中断，因此我和我的兄弟姐妹也接受着不一样的教养方式。但尽管如此，外祖父母未能满足母亲对爱的需求，这种缺失也常常使母亲陷入焦虑与不安。

为了终止我们家族中这种代际创伤的循环，最终实现我对自身的疗愈，我认识到我需要修复我与母亲的关系。我知道我无法改变过去已然发生的，但我能够改变的是当前的关系。

我的母亲遗传了外祖母的应激模式，我也一样。母亲常常把手放在胸前，抱怨着身体内在的不适。我意识到，母亲是在无意间重新体验着渗透于我们家族中的那种害怕与孤独，它来源于一种恐惧——与最需要的母亲分开。我还记得在我大概五六岁时，每次母亲出门我就会感到非常害怕。之后我会去母亲的房间，打开她装丝巾和睡衣的抽屉，把自己的脸埋在里面，这样我就可以嗅到她的味道。我十分清楚地记得这种感觉——当我见不到她，她的气味就是我可以留住的全部。长大后，我和母亲分享这些记忆时，只知道她也做过同样的事情——在外祖母出门后，把她的脸埋在外祖母的衣柜里。

正如我的故事中阐述的那样，早在我们意识到之前，母婴连接的早期中断已经发生了。它所带来的影响保存于我们的潜意识中，并像一种躯体记忆一样存储于我们身体内，在我们面临任何拒绝或抛弃的情境时，这种记忆便会被唤起。

当上述记忆被唤起时，我们会感觉到我们与自身本身陷入一种失衡状态。我们无法抑制我们的思绪，并会感到强烈的不安——甚至会对流淌在我们体内的这种感觉感到惊恐。这都是因为，创伤发生的时间太早了，它总是会埋藏在我们意识不到的地方。我们知道有某个问题存在，但我们无法明确地指出那一部分是什么。于是，我们便猜测我们自己就是问题本身，我们内在的某个部分出现了"故障"。当我们害怕与焦虑时，我们总会通过掌控所在的环境来感到安全。这是因为当我们还很小时，我们没有太多能力去控制，也没有一个看似安全的地方可以承载我们强烈的不安。

如果我们不能有意识地去改变家族中固有的模式，母婴连接中存在的伤害便会一代代地传递下去。

存留于家庭里的创伤印记

"我们会继承或重现家族创伤"这一观点，已在德国著名心理学家伯特·海灵格（Bert Hellinger）的许多书中论及。海灵格研究家庭已有 50 多年，最初他是一位天主教神父，后来他成为一名家庭治疗师，同时也是哲学家。海灵格告诉我们，实际上我们与家族里的先辈们有着一样的家族意识。他发现，创伤事件（例如过早失去了父母、兄弟姐妹或孩子，被抛弃，犯罪或是自杀）会对我们产生巨大的影响，对世代的家庭系统留下深刻的印记。

　　创伤的反复并不一定是对原初事件完全一样的复制。例如，在一个有犯罪史的家庭中，之后出生的人可能会弥补这种犯罪，然而他自己并不知道他正经历着这些。曾经有一个叫约翰（John）的男人在出狱不久后来找我，他因贪污入狱 3 年，但他自己声称他没有这样做。在审讯过程中，约翰并不感到内疚，但指向他的证据太有力了，这是来自他之前商业伙伴的诬告，因此他的律师建议他认罪。他来到我的办公室时，情绪非常激动。他紧咬牙关，把外套扔在了椅子后面。他说他受到了诬陷，此时此刻充满了报复的念头。当我们开始讨论他的家庭情况时，才意识到这是一个代际的往复。20 世纪 60 年代，约翰的父亲被控告谋杀其商业伙伴，但因辩护问题被宣告无罪。家族中的每个人都知道他的父亲有罪，但没有人说出来。正如我所说的，家庭创伤会传递，我们也就不奇怪约翰会在和他父亲同样的年龄时受审了。审判最终会执行，只不过是另一个人来承受这个代价。

　　海灵格认为，这些反复背后的机制是一种无意识的忠诚，他还认为这种无意识的忠诚就是家庭中大部分痛苦的来源。很多人没能意识到他们症状的来源是家庭中的先辈们，因此他们常常认为问题的根源是在于自身的经历，并且在寻求解决办法时感到无助。海灵格提出，每个人都有同样的权利归属于一个家庭系统中，不管何种原因，都无一例外。让祖母陷于贫困的酒鬼祖父、已经逝去并让母亲心碎的哥哥，甚至是父亲倒车时无意致死的邻居家小孩，他们都包括在内。罪犯叔叔、母亲同父异母的姐姐、流产中失去的小孩，他们都属于我们的家庭。诸如此类。

　　甚至是一些我们通常没有包含在我们家庭系统中的人，也必须是包含在内的。例如，某个人伤害、谋杀或是利用了我们的某个家庭成员，这个人就必须包括进来。反之亦然。也就是说，如果我们家庭中的某个人伤害、谋杀或是利用了某个人，那个受害者也应该纳入我们的家庭系统中。

　　我们的父母、祖父母早年的朋友也包括在内。他们的逝去或是离开，这些都会形成一个开放的空间，让我们的母亲、父亲、祖母或是祖父可以进入到这个空间中来⊖并最终会带来我们的出生。

　　海灵格发现，当一个人被拒绝进入或是离开了家庭系统，之后的某位家庭成员会替代他存在。这个替代的人可能会重复之前那个人的命运，比如表现出同样的行为，或是重复那个人所承受的某种痛苦。例如，如果你的祖父因为酗酒、赌博、不专一而被排除在家庭外，很有可能他的后代会出现他的某个行为或者是更多的行为。正是以这样的方式，家庭中的痛苦会一直延续到后代身上。

　　在约翰的家庭中，那个他父亲杀害的人成了他们家庭系统中的一部分。约翰被他的商业伙伴诬告，最终入狱 3 年，并产生报复的想法……当这些发生时，约翰是在无意识地再现他父亲的经历，

　　⊖　类似于心理学中所说的场，存在过的人在场上留下的能量汇聚起来，并一起带来某种可能性。——译者注

也就是 40 多年前发生的一切。当约翰把他父亲与他自己的经历联系起来时，他最终消除了那些报复的想法，并且继续自己未来的生活。尽管两个人的生命是独立的，然而两个人的命运却能复杂地交织在一起。只要约翰与父亲的这种联系一直被忽略下去，那么他情绪情感上的自由就会一直被限制。

海灵格强调，我们必须面对我们自身的命运，无论这个过程多么艰难。没有人能够不承受任何痛苦，从而承担起家庭的命运。海灵格用"缠绕"（entanglement）这个词来形容这种承受。当缠绕发生时，你便无意识地承受着那些来自家庭先辈们的感觉、症状、行为或是苦难……仿佛这一切都是你自己的。

然而，孩子可能会继承不同的创伤，体验不同的命运，甚至是在他们来自同样的家庭，有同样的父母，接受同样的养育的时候。例如，大儿子可能承受的是父亲未能处理的创伤，而大女儿可能承受的是母亲的，尽管不会总是这样对应，因而反过来也是可能的。后代可能会承受其父母的创伤中不同的部分，或是祖父母创伤中不同的部分。

再举一个例子，大女儿可能会嫁给一个情绪不稳定、控制欲极强的男人，这与她对父亲的感受是一样的。这样做以后，她便会与母亲体验着同样的动力过程（母亲与父亲之间关系的状态）。嫁给这样一个人，她重复了母亲的经历，并也开始体验母亲的那种不满。而二女儿继承的可能是母亲抑制的愤怒。这样一来，她也会受到这一创伤的影响，只是承受了不同的部分。她可能会排斥自己的父亲，但大女儿却不会。

家庭中后出生的孩子通常都会承受来自祖父母未能处理的创伤。在这个家庭里，第三个或是第四个出生的女儿可能再也不会结婚了，因为她会害怕被一个她不爱的人所控制。

我曾经治疗过的一个黎巴嫩家庭也有类似的这样一个动力过程。当我们一起回顾过去的一代人时，我们发现这个家庭里的祖母与外祖母都被父母送去做童养媳了（一个是在 9 岁时，一个是在 12 岁时）。与之相联系的是，家庭中的两位姐妹也重复了命运的一些部分。其中一个和之前一样，嫁给了一个更年长的男人；另一个一直都没有结婚，她不断地抱怨着男人是令人厌恶的，并且是充满控制欲的，这就与她的祖母一样，困在一段无爱的婚姻中，感受不到幸福。

母婴连接中断在家庭中发生后，每个孩子对此表现的方式可能是不一样的。有的孩子可能会成为一个讨好者，他们担心如果他不够好，或者他不听话，就可能失去这种连接。而其他一些孩子可能会认为这种连接从一开始就不存在，他们变得好斗、易冲突，不喜欢他人靠近。还有一些孩子可能会将自己与他人隔离起来，完全不与他人接触。

我注意到，家庭中的兄弟姐妹经历了母婴连接的中断，他们通常会表现出生气或是嫉妒，或是会感到与其中某个人的疏离。比如，一个较早出生的孩子可能会不喜欢后出生的孩子，因为在他看来，弟弟妹妹夺去了母亲对他的爱。这是因为，人们的海马体（大脑中与记忆相关的部分）到了二三岁才完全开始运作起来，较早出生的孩子对于自己被照顾抚养的部分还没有记忆，却能记住后出生的孩子得到妈妈的爱这部分。这样一来，较早出生的孩子感到被冷落，便会无意识地责怪后出生的孩子得到了他没有得到的关心与爱。

当然，也有一些孩子，他们没有承受任何的家庭创伤。对于这些孩子而言，他们极有可能在早期与母亲或父亲建立了良好的连接，并且这种连接使他们避免陷入过去的"缠绕"。这可能是因为在某个时间段里，母亲对这个孩子给予了足够的照顾与关注，而不是其他的孩子；也可能是因为这个孩子的父母在这段时间内关系越来越好；或是母亲与这个孩子一起建立了更深的连接。通常来说，更小的孩子会比第一个出生的孩子表现得好一些，而独生子女通常会更多地承受家庭中未处理好的事件。

当我们提到家庭中的兄弟姐妹与代际创伤时，我们没有明确的规律来定义每个孩子会如何受到影响。除了出生顺序与性别，还有许多因素会影响到他们所做的选择与之后的生活。虽然通常看来，某个孩子没有受到创伤的影响，那另一个孩子可能就会受到影响。但是我的临床经验告诉我们并非如此，大部分人至少都会承受一定家庭的创伤，这个程度受许多无形因素的影响，它们包括自我意识、自我疗愈能力、是否有强大的内在疗愈经验。

意象疗愈与大脑的关系

"我们会再现家族创伤"，这一观点恰好体现了《重塑大脑，重塑人生》[⊖]（*The Brain That Changes Itself*）一书的核心。这本书是

　　⊖　该书已由机械工业出版社出版。

精神分析学家诺尔曼·多伊奇（Norman Doidge）的著作，他强调：
"心理治疗往往就是让我们的灵魂回归我们的先辈。"在阐述代际创
伤的来源时，多伊奇博士表示，我们的灵魂可以"带我们从当前回
到过去"。[4]

　　实现这一点的关键在于，我们要允许自身通过足够强大的体
验或是意象进入我们自身深处，探索、感知那些过去的创伤体验及
与之相关的情绪反应。我们的内心通过意象进行疗愈的能力十分强
大。不管是想象一个宽恕、舒适、释然的情形，还是想象一个深爱
的人，意象都能够长久地储存于我们的身体内，深埋于我们的内心
深处。在我的治疗工作中，我发现帮助人们探索那些与他们最有共
鸣的意象，这是疗愈的基础。

　　意象的疗愈力量在大脑扫描能够证明它之前就早已存在了。
1913 年，卡尔·荣格提出了"积极联想"这一概念，这是一种通
过意象让我们与潜意识进行对话的技术，在对话过程中，我们能够
揭露那些隐藏于深处的黑暗部分。近来，疗愈的可视化得到了普遍
的发展，因为意象疗愈在以下方面都非常有帮助：减少压力，缓解
焦虑，提升生理状态，克服某种特殊的恐惧。

　　科学研究支持了疗愈的作用。多伊奇革命性地颠覆了我们对
于大脑的理解，从过去认为大脑是固定不变的，到现在认识到大脑
其实是灵活可变的。他的研究阐明了新的经验能够产生新的神经通
路，而这些新的神经通路通过注意力高度集中的重复与加深，会变
得更加强固。本质上而言，我们进行某种练习得越多，大脑也会改
变得越多。

1949 年，加拿大神经心理学家唐纳德·赫布（Donald Hebb）发表的论文中反映了这一基本定律，他提到："放电的神经元是串联在一起的。"这也就是说，当大脑细胞都变得活跃起来，它们之间的连接就会加强。简单来说，每次我们重复一项特定的经验，它与我们的内在连接会更紧密。只要有足够的重复，它就会变得自动化。

神经科学家迈克尔·默策尼希（Michael Merzenich），作为脑可塑研究领域的领军人物，他表示，在正确的指导下练习一项新技能，这能够改变我们大脑地图中上百万，甚至可能是上千万神经细胞的连接。[5] 一旦新的大脑地图建立起来，新的思维、感觉和行为便会有机结合起来，在过去的恐惧唤起时能够丰富我们的应对。

当我们建立了与那些内在的恐惧与症状的关系时，我们就已经为解决问题开放了新的可能。有时，仅仅是一种新的理解就足以转变我们过去糟糕的意象，并从内在深处感受到释然。但另一种情况是，建立了连接仅仅只是增进了我们对问题的认识，但我们还需要更多地将我们所认识到的整合起来。我们会需要一些表达、仪式或是练习来帮助自己形成新的内在意象。新的意象会为我们注入平静的力量，它会成为我们内在对平静的参照，我们可以不断地回归这种平静。当我们拥有新的思维、感觉、体验，并生成新的大脑地图时，我们便重新建立起对于幸福的内在体验，由此开始与过去那些使我们迷失的创伤性反应进行对抗。

我们越多地去经历体验新的大脑路径模式，就会越多地对随之而来的舒适感到确认。随着时间的推移，这种舒服的感觉会逐渐变得熟悉，甚至是当新模式的基础偶有动摇时，我们也会开始信任自己回归到牢固基础的能力。

多伊奇让我们知道，我们仅凭想象就能改变我们的大脑。我们只需要闭上我们的眼睛，想象某种活动的进行，我们的初级视觉皮层就会启动，同我们真的在从事这项活动时是一样的。大脑扫描结果也证实了，无论我们是在进行想象，还是真的在进行某一事件，大脑中所激活的大部分神经元和区域是一样的。[6] 多伊奇将意象化描述为一个会同时运用想象和记忆的过程。他表示："回忆、想象或是对某种愉快的体验意象化，这些过程所激活的感觉、运动神经、情绪与认知活动，大部分与处于'真实情境'时的愉悦体验是一样的。"[7]

"想象力即为一切。"爱因斯坦说道，"它是对未来生活的预见。"早在提出神经可塑性之前，爱因斯坦就阐述了一个要义：凡是我们所想的即有可能实现。

意象疗愈与基因的关系

"我们的经验带来可塑性的改变，"多伊奇表示，"这种改变深入我们的大脑，甚至也会对我们的基因进行改造。"[8] 在多伊奇的畅销书 *The Genie in Your Genes* 中，他带我们回顾了将情绪与基因结合的研究。书中道森·丘奇（Dawson Church）博士介绍了意象化、冥想、关注积极的情绪与思维、祈祷，这些被他称为内在对遗传基因的干预，它们都会激活我们的基因，并有益于健康。他表示："我们让自己充满幸福的积极意象，这能够产生一种新的基因环境，并推进疗愈的过程。"[9]

有大量研究详细地阐述了冥想是如何对基因表达产生积极作用的。2013 年，一篇来自威斯康星大学发表在 *Psychoneuroendocrinology* 上的研究发现，冥想者仅通过 8 个小时的冥想，他们就能发生明显的基因与分子变化，使一些促炎症因子水平降低，这能够使他们从应激情境下更快地恢复过来。[10]丘奇表示："当我们进入冥想状态时，大脑中生产快乐的部分就会膨胀起来。"[11]

在我们的生命历程中，我们会不断地产生新的大脑细胞，它们大部分都发生在海马体内。"我们开始学习时，我们就改变了神经元中的基因表达，"多伊奇这样说道，"一个基因开始变化，它就会产生新的蛋白质，从而改变细胞的结构及功能。"多伊奇指出，我们的所做所思影响着这个过程。"我们可以塑造我们的基因，进而塑造我们的大脑微观结构。"[12]

"你无法改变你的 DNA，"瑞秋·耶胡达说道，"但如果你能改变 DNA 作用的机制，它们会有一样的效果。"[13]

我们都知道，一生中完全没有任何创伤是几乎不可能的。即使在我们死去后，创伤也不会终止，它带来的痛苦会继续滋长，影响着我们的后代。幸运的是，人类具有复原力，并且有能力疗愈各种类型的创伤。创伤的影响会在我们生命中任一时刻出现。我们所需要做的，就是保持洞察，采取合适的方法。接下来，我会分享在我的治疗过程中的一些非常有用的练习，你会在这个过程中获得第一手的经验，它们可能可以帮助你疗愈你的代际创伤。

第 4 章

核心语言疗法

It Didn't Start with You

> 潜意识一直不断地叩击着意识之门，以使有人可以听到。
>
> ——安妮·罗杰斯（Annie Rogers）

当过去的创伤在我们身上发挥作用时，它总会留下一些线索。这些线索可能以情绪化的语句或词语表现出来，它表达的是我们内在深层的恐惧，与我们未处理好的创伤相连。正如我们所说，创伤可能并不来自我们。我将这些创伤体现出的言语表达称为"核心语言"。核心语言也能通过非言语的形式表达。它们包括了生理感知、行为、情绪、冲动，甚至是一些疾病症状。例如，杰西的核心语言是在凌晨3点半惊醒，他浑身颤抖，不知道为什么会这样，并且不敢再入睡；格雷琴的核心语言是抑郁、感到绝望和焦虑，并且希望自己消失。家庭中未处理的创伤使他们具有了这些表现。

我们都知道《格林童话》中汉塞尔（Hansel）与格雷泰尔（Gretel）被骗入黑漆漆的森林的故事。由于担心迷路，汉塞尔一路扔了一些面包屑来确保他们可以安全返回家中。这是一个十分巧妙的比喻：无论身处森林中我们有多么害怕，或只是对迷路感到有一点不安，我们也会留下面包屑来帮助我们寻找回家的路。但在这里我们留下的不是面包屑，而是一系列的语词，这些语词能够引导我们回归。这些语词看似随机，其实不然，它们实际上是源于我们潜意识的线索。当我们明白如何将它们聚集并联系起来，它们便会形成一条路，引导着我们更多地认识和了解自己。

像童话中的孩子一样，我们可能害怕在森林中走了太远而忘了家的方向。如果不去探索这些语词所指向的部分，我们可能会使自己陷入麻痹，只会用食物、香烟、性欲、酒精来安抚自己，或者是从事其他一些麻痹的活动。而我们知道这些状态最终是没有出路的，它们无法带我们到我们该去的地方。

我们无法知晓全部的核心语言。它们可能存在于高声说话时，也可能存在于静默交流时；它们可能就在我们脑中反复出现的语言中，就像闹钟一样。但是，如果我们不去寻找它们的踪迹，我们可能就会受它们的摆布。

无意识记忆

对创伤记忆的储存方式进行了解，这在一定程度上能帮助我们理解，在我们承受创伤的痛苦时，这些核心词语是如何发挥作用的。一般我们把长时记忆分为两个部分：陈述性记忆与非陈述性记忆。陈述性记忆，也称为外显记忆，它是指我们有意识地回忆事情的能力。陈述性记忆主要依靠语言将信息与经验组织、分类并存储起来，之后会变成可提取记忆。它就像一本书，在我们需要了解某个过去的故事时，我们可以从书架上找到它。当我们可以用语言来陈述一件事时，我们便可以将它作为自己过去的一部分来回忆。

非陈述性记忆，也称为内隐记忆或程序性记忆，不需要有意识地回忆。这种记忆是对我们已学内容的自动提取，并且不需要反复学习每个步骤。例如，当我们骑自行车时，我们不用去记住让自行车前进的每一个步骤。骑自行车的记忆已经被我们内化，我们只需要脚踩踏板，不用把这个过程分解成许多步。这种类型的记忆往往难以用语言描述。

创伤经验常常通过非陈述性记忆的方式存储下来。当一件事情对我们的冲击如此之大，以至于难以用言语描述时，我们无法以故事的形式来记录这段记忆，因为这需要语言才能实现。这就像是猛烈的洪流马上就要将我们的门窗给淹没了，危急之中，我们没有那么多的时间来用言语表达我们的感受。我们只能快速离开。

没有言语的记录，我们便失去了通往记忆中这件事情的渠道。创伤的各个部分都没有自己的命名，也因而沉没于我们的视线之中。这也就是说，它们成了我们无意识的一部分。

在我们丰富的潜意识中，不仅存储了我们自己的创伤记忆，还有我们的先辈未能处理的创伤经验。两者共存于我们的潜意识中，因此我们会重新体验先辈的创伤，并且以为那是属于自己的。

尽管早有对小白鼠的研究证明，创伤记忆能够传递给下一代。但是在人类身上，这一过程的具体发生机制我们尚未得知。虽然，我们依然不清楚上一代的未完成事件是如何遗留给我们的，但当我们能意识到这种连接时，也会带来一些解脱。

未能开口的话：遗失的语言

我们不能用言语来描述体验主要有两种情况：第一种是在我们二三岁以前，那时我们大脑的语言中枢还没有发育成熟；第二种是我们在创伤阶段，那时我们大脑的记忆功能会被抑制，从而使我们无法精确地对信息进行加工。

正如巴塞尔·范德考克所说，记忆功能受到抑制时，重要的感受性信息会绕过大脑额叶，因此无法通过词汇或语言来表述。我们的体验不能用言语表达时，通常就会"无法说出来"，因此它们更多会以记忆片段、身体语言、图像和情绪这些形式保留下来。语言使我们可以以故事的形式存留我们的经验。一旦我们用故事这种方式，我们就能重新回顾某一次经历（甚至是创伤），并且不用再重新体验当时的不安。

在面临巨大的冲击时，尽管我们的语言可能首先受到限制，但我们从未真的失去了言语的表达。它就在我们的潜意识中，在我们没有想到的地方，难以被我们察觉。就像心理学家安妮·罗杰斯说的："潜意识一直不断地叩击着意识之门，以使有人可以听到。而要听到它唯一的方法，是邀请它进来，停止给它强加赋义（这些大部分都来自你自己的理性观点），认真地去听那些未能说出的部分——它们其实无处不在，可能是在公开的讲话中，在一些规定里，在你的梦里、身体里。"[1]

核心语言与记忆修复

那些未能表达的经验就在我们的潜意识中，一直围绕着我们。它们会以一些古怪的语言出现；它们通过一些慢性症状，还有一些无法解释的行为来表达；它们在我们日常反复面对的困境中重现。这些未能表达的经验都来自我们的核心语言。当无意识叩击门时，我们听到的就是核心语言。

在我们的核心语言中，那些情感用语是通向非陈述记忆的关键，这些记忆储存在我们的身体里，也在我们整个家族的"脉络"中。它们仿佛是在我们潜意识中的宝石等待着被挖掘。如果我们不能认识到它们是重要的"使者"，我们便会错过一些重要的线索，以帮助我们解开那些长期困扰我们的问题之谜。一旦我们进行更深的探索，我们便向治愈创伤，迈出了至关重要的一步。

核心语言帮助我们"表达"出那些"未能表达"的记忆，使我们将一些零散，甚至已不能想起的事件与经验整合起来。

当我们在意识里将这些内容整合起来时，会构建起来一个故事，这样我们就可以更深地理解在我们自身及我们家庭成员身上所发生的一切。我们也开始明白，那些一直萦绕在我们生命中的记忆、情绪与感受。一旦我们开始从过去，从自身经历的创伤或家庭创伤中找寻它们的起源，我们便不会再把它们当作现在的问题。虽然不是所有的恐惧、焦虑或反复的念头都能用家庭的创伤事件来解释，但当我们能够破译我们的核心语言时，某部分经验就能够得到充分的理解。

怎样识别你的核心语言

我们最容易想到用来描述我们深层次恐惧的那些词，并不是我们的核心语言。因为我们在抱怨关系、健康、工作和其他情况时，也能听到这些用词。核心语言甚至以脱离我们身体及我们自身最核心的方式存在。它在本质上由我们童年早期或家族经历的创伤所遗留下。

语言本身不同寻常的地方在于，它能够脱离我们所感知的情境而存在。核心语言拥有一个特点，即它来自我们外部，却能从内部体验和感知。例如我们之前谈到的格雷琴，她现在已经知道在"熔化"和"化为灰烬"这样的用词背后的含义，她说："那种感觉与我共存，但它并不源于我自己。"一旦核心语言被我们察觉，它就会逐渐失去它能造成的影响。

核心语言地图

在后面的章节，我会介绍一些方法，帮助我们将一些无法解释的情绪感受和过去的事件连接起来。每种方法都包含了一系列问题，它们用来具体化我们说不出或者没有完全意识到的那些内在感受。一旦我们提取了足够的信息，一张关于潜意识的地图就会呈现出来。我们把它叫作核心语言地图，它可以真的在纸上被画出来。我们写下的语词会决定我们前往的方向。每个人都有自己的核心语言地图，并且每个人的地图都是独一无二的。

每个人的核心语言地图可能早在出生之前就存在了。它可能是属于我们的父亲或是祖母的，我们只是承载了他们的，可能他们也是一样，只是承载了以前某个家庭成员的地图。有些地图在还不会说话的婴儿时期就形成了。不管我们是以怎样的方式接收到这份地图，我们现在都有机会追随到它最初的源头。

在我们的家族史中，那些未处理好的创伤会延续到后代身上，并融入我们的情绪、反应和选择中，我们对此从未产生过质疑。我们会假设这些经验是源自我们自己的。在我们不能看到它真正的来源时，我们常常不能区分哪些是来自我们的，而哪些不是。

跟随我们的核心语言地图可能让我们与家庭成员面对面，他们可能像幽灵一般是看不见的，或者是被忽略的。有些可能已经被埋葬很久了，有的可能被排斥或是被遗忘了，还有一些在饱经折磨与创伤中离去，想到他们所忍受的就会觉得非常痛苦。不过一旦我们发现了他们的存在，他们从此就解脱了，我们也将得到解脱。

我们所在的家族史一直等待着被探索。语词、言语、地图——此刻我们开启这段旅程所需的一切都存在于我们自身。

在第 3 章，我介绍了最近的科学研究，说明了像可视化这样的技术怎样在大脑中创造出新的神经通路，并对基因带来积极影响。现在，我们一起将所了解的进行应用。

接下来的章节中，你会看到一些练习，它会帮助你突破惯性思维的限制。这些练习帮助你打开自己，这样更深层次的潜意识便会慢慢浮现出来。

每项练习都建立在前一个练习的基础之上。有些练习会让你闭上眼睛去想象家人的样子，有些练习会让你去关注倾听你身体内在的感觉，还有许多练习会让你写下一些问题的答案，这些问题可以帮助你发现在你的核心语言中的一些重要线索。阅读时，在身边放上笔和纸会非常有用，准备一个笔记本也会让你更容易回顾你在一步步前进过程中的感受。

这些都是我自己的经验，通过这些练习，你会进一步深化自己的体验，并且更多地了解自己。我会陪着你经历这个过程，让好奇引领着你，不需要担心答案的正确与否，在这些练习中，很多人都实现了自己的疗愈。

第 5 章

阻碍生命流动的
四项无意识主题

我们与那些赋予我们生命的人之间的联结是最为有力的……无论多少年过去，发生了多少背叛，在家庭里存在过多少痛苦，这种联结都会一直存在，甚至是违背我们意愿的。

——安东尼·勃兰特（Anthory Brandt），
"*Bloodlines*"

无论我们是在子宫里时就继承了父母的情绪感受，还是在早期与母亲的关系中发生的传递，或者是因为我们对家庭的一种无意识忠诚，有一件事是非常清楚的：生命赋予了我们一些来自过去未完成的事情。

当我们以为，我们是按照自己想的来生活时，我们其实是在欺骗自己。我们的计划与行动常常是不一致的。我们可能会想要健康，却会吃很多垃圾食品，或者是找借口不运动；我们可能想要一段美好的关系，却在一个可能发展关系的人靠近时开始疏远对方；我们可能想拥有一个有意义的职业，却做不到一步步去实现它。最糟糕的在于，那些阻碍我们的东西往往是无形的，但它让我们沮丧和困扰。

我们在一些寻常的地方寻找着答案。我们去关注在我们的养育过程里一些没做好的地方。我们仔细琢磨着那些童年让我们感觉无力的事件。我们责怪父母让那些不好的事情发生在我们身上。我们反反复复地琢磨着这些。然而，这并没有让一切好转。如果我们不能看到问题的根源，一味地抱怨只会让不幸继续下去。

在本章中，我们会学习四种阻碍生命进程的无意识主题，它们也是会破坏我们的关系、成就以及健康的四种途径。在我们一起了解这四种途径之前，我们先一起来看一看我们是怎样获得它们的。

生命的流动

其实，获取的方式非常简单，我们就是通过父母得到的。我们是父母的孩子，会与很多延伸至过去的事物建立连接，甚至是延伸至人类本身的源头。尽管我们并不是当下一切的源头，但通过父母，我们直接进入到了当下的生活中。那些时光里激起的火花只是随着家族史发展，经由生理传递给了我们。我们也可以体验它们是怎样在我们身上存在的。

那些火花是我们的生命力。可能当你读到这里时，你能感觉到它们在你身体内的跳动。如果在某些人逝世时你没有在身边，你是可以感受到那力量在减弱的；你甚至可以在那力量离开躯体时，感受到那种瞬间的分离。也因如此，即使你从未目睹一个孩子的出生，但你是可以感受到那充满整个房间的生命力的。

生命力不会在代际之间停止，它会一直由你的父母流向你，尽管你感觉你与他们并没有连接在一起。在我的临床实践和自己的生命历程里，我都发现了这一点，当我们与父母之间的这种流动更自在时，我们可以更开放地接纳生命赋予我们的一切，更多地感受自身；而当我们与父母之间的连接以某种方式削弱时，我们能感受到的生命力也会受到限制。我们可能会感觉被约束和压制，或者是身处生命之流以外，就像我们朝着当下在逆流前行。最终，我们会承受痛苦，并且找不到原因。但我们自身拥有疗愈的能力。就在这一刻，让我们一起去感受我们与父母之间的连接（不管他们现在是否还在）。

感知流动

无论你和你的父母之间发生过什么，现在用一分钟的时间，去感受你与他们之间的连接或是分离感。

想象给你带来生命的父母，他们就站在你的面前。如果你从未见过他们，或者不能想象出他们的样子，只需让你自己去感觉他们的存在就好。保持想象，并问一问自己下面的问题：

- 我欢迎他们出现吗，还是我想让他们走开？
- 我觉得他们是欢迎我的吗？
- 我对他们两个人的感觉是不是不一样？
- 在我想象他们时，我的身体是放松，还是紧张的？
- 如果有一股生命的力量由他们流向我，那大概有多少能够传递过来呢？是5%，是25%，是50%，还是75%，或者是全部100%？

从父母流向我们的生命力是自由自在的，我们什么都不需要做，只需要接收它。

想象这股生命力是一条主线，要支撑家庭全部的电力。家里其他的分线路都要依靠这条主线来提供能量。不管我们是否能成功地给我们的房子供电，只要我们与主线的连接被破坏，流动就会受到影响。

现在，让我们一起来看看这条"主线"是怎样受到四种无意识主题影响的。

四种阻断生命流动的无意识主题

这些主题所代表的情况在我们每个人身上都是普遍存在的，

但我们常常没有意识到它们带给我们的影响。

1. 我们与父母中的一方界限不清。
2. 我们排斥父母中的某一方。
3. 我们早年经历了与母亲的分离。
4. 我们对家庭中某一成员产生了认同，而那个人并不
  是我们的父母。

以上任何一种情况都会阻碍我们实现自己的目标，它们会限制我们的生命力，损害我们的健康，阻碍我们获得成功。这些影响会体现在我们日常的行为中，反映于我们的亲密关系。它们还会通过我们的语言表现出来。

这四种主题是相互关联的，因为它们描述的是我们与父母及其他家庭成员之间关系的不同状态。如果我们对此有所了解，并且明白如何来找到这些主题，我们就可以知道在我们自己身上，哪一主题操纵了我们，阻碍我们实现生命的丰实。

这些主题中有 3/4 都是关于我们与父母之间的关系的，这也是当我们困扰时首先要考虑的部分。

我们的生命中也存在其他类型的阻碍，但这些阻碍通常并非是无意识的，也不一定与父母或其他家庭成员有关。例如，当我们经历了某些个人创伤时，这种情况就是我们能够意识到的阻碍。尽管我们可以意识到创伤带给我们的影响，我们可能也仍无力去修复疗愈。

当我们对自己做出造成伤害或犯罪的行为而内疚时，这也属于另一种类型的阻碍。这些行为可能是我们做出要伤害某个人的决定，或者是残酷地结束一段关系，或是夺取了某个不属于我们的东西，或者是有意无意地夺取了他人的生命。这种内疚会以各种方式来阻碍我们生命的发展，并且，如果这种内疚没有得到解决或是应有的归属，它会延续到我们孩子身上，甚至是与此相关的人的孩子身上。在本章接下来的部分，你会了解到更多相关的内容。首先，我们一起来看看与父母或其他家庭成员直接相关的这四种主题。

1. 你是否与父母的感受、行为或体验混淆在了一起

思考一下，你的父亲或母亲有经历过情绪、生理或心理方面的痛苦吗？当你看到他们承受痛苦时，这是否伤害到了你？你有想过帮他们消除痛苦？你是否做过这样的尝试？你有没有过站在父母中的一方来对抗另一方？你有过在对父母其中一方表示爱意时，害怕伤害另一方吗？在你的当下，你是否正经历着和你父母相似的困境？你认识到父母在你身上遗留的痛苦了吗？

很多人都会无意识地承担着父母的痛苦。我们还是小孩的时候，开始逐渐形成自我认识。那时，我们还没学会怎样在和父母分离的同时，也保持与他们的连接。在那个单纯的年纪，我们也许能想到减轻他们痛苦的方法就是去修复或者是共同承担。如果我们能和他们一起承担，他们就不用独自承受了。但这是一种幻想，并且只会导致更多的不幸产生。可是这种分担的模式一直伴随着我

们。悲伤的母亲、悲伤的女儿……自尊受挫的父亲、自尊受挫的儿子……父母所承受的关系困境也反映在了孩子身上。这种模式会一直持续下去。

当我们和父母的感受混在一起，我们就会无意识担负起父母人生经历中负性的部分。这种连接无法让我们自由，只会让我们重复或是再次经历某些情境。

加文的故事

下面这个故事会向我们说明，这种总是潜在的家庭动力模式是怎样给我们带来挑战，并让我们感觉无力解决的。

在加文 34 岁时，他做了一系列鲁莽的财务决策：花掉了他和他的家庭所有的积蓄。而最近，由于他没能在最后期限前完成工作，他失去了项目经理一职。加文看着家里的妻子和两个还小的孩子，他感到很绝望。加文拼命地努力维持生计，同时他的婚姻关系变得紧张，他陷入了深深的抑郁中。

在他还小的时候，他的父亲也在 35 岁左右经历了类似的事情。他的父亲当时认为他掌握了某匹马的内幕消息，结果在赛马中输光了家里所有的积蓄。那时，加文的母亲带着孩子们搬去了她父母家。自那以后，加文几乎没怎么见过父亲，在母亲口中，他自私、嗜赌如命，是个失败者。

如今加文已 34 岁了，尽管他并没有有意地去建立他和父母的这种连接，但他已经开始重蹈父亲"失败者"的经历。他也用掉了家里所有的积蓄，并且面临失去妻子和孩子的可能。直到我们的会面，加文才意识到他在重蹈覆辙。

加文和父亲如此疏远，他不能理解他们的境遇怎会如此相似。加文并没有有意地与父亲建立连接，而是一种无意识的过程，也就是说，他不知不觉就重复了父亲的失败。认识到这些后，加文准备开始修复他破裂的关系。

加文上次与父亲说话距今已经近十年了。他觉察到自己内心的抗拒，意识到可能因为他几乎是通过母亲的叙述来了解父亲的，因此他小心地进行着这个过程，但同时也保持着开放的态度。在一封手写信里，加文告诉父亲，他是两个小女孩的祖父了，同时感到很抱歉没能让他接触她们。加文等了6周，一直没有等到回信。他担心父亲可能已经去世了，或者是在他内心更糟糕的一种可能——父亲根本不愿给他回信。

他选择相信自己害怕中潜藏的直觉，拿起电话拨通了父亲的号码。他很高兴自己这么做了，并意外地得知他的父亲并没有收到信。在电话中，两个男人笨拙地用语言表达着感情，尝试建立两人的关系。经过几次有些不自然的通话后，彼此之间真正的感情开始浮现出来。加文已经可以向父亲表达，他非常想念他。父亲听到后在强忍着泪水，他告诉加文，失去这个家庭让他真的很心痛，没有一天他不感到悲伤与痛苦的折磨。父亲建议他们私下见个面，加文同意了。这几周内，湮没加文的那种抑郁消散了。在他父亲回归到他的生活中后，加文开始稳固家庭中的感情，他尝试重建和妻子之间失去的信任，并开始加强他与孩子之间的关系。一切仿佛就像他找到了一把他从不知道自己遗失了的钥匙。他现在终于可以打开那个保险箱，里面装着他生命里最宝贵的东西——他与家庭之间的连接。

父母最终想看到，是他们的孩子替他们来处理未完成的事情。作为一个孩子，我们以为我们能比父母更好地去承受，这其实是很"自大"的想法，也不符合生命的自然定律。我们的父母先于我们存在，他们养育我们，使我们得以生存。而当我们只是小婴儿时，我们却无法带给他们什么。

当一个孩子有意或无意地承担起父母背负的重担时，他（她）实际上忘却了曾经被"给予"的体验，并且在以后的生命里很难在关系中去"接受"。（此处的意思是，一个人其实从小是被养育和给予的，但他习惯地去背负后，在以后会难以学会去自然地接受别人的好。）一个关心父母的孩子，他通常会形成一种长期过度担忧的状态，并且会习惯性地感到不知所措。如海灵格说的，不管多么残酷，先辈应该独自承担起他们的命运。我们不能去想着分担父母所承受的一切。因为这样做的话，我们会一直延续家庭里的痛苦，并且阻断生命力一代又一代地流动。

甚至是在我们照料生病或年迈的父母时，我们只能为他们做他们无法自己做到的事情。我们需要尊重和保护亲子关系的完整性，而不是贬低他们的尊严。

2. 你是否对父母中的一方有过评判、指责、排斥或是断 绝关系

如果我们真的想拥抱并享受自己的人生，如果我们真的想要

一段深入并让人满意的关系、一种充满活力的良好状态，如果我们真的想要实现我们的全部潜能，不想再一直被困扰，我们首先必须修复和父母的关系。父母除了赋予我们生命，是产生我们不可或缺的一部分，他们也使我们拥有了潜在能量、创造力以及挑战，这也是我们继承到的一部分。不管他们是否还在世，不管我们与他们疏远还是关系良好，他们还有他们所经历的创伤都能够治愈我们。

即使你感觉你和父母之间的障碍远多于温暖的部分，这个过程也不可省略，无论它要花多长的时间。(在我那个海军中士父亲告诉我，他从没相信过我爱他之前，我一共花了 36 周的时间才和他一起吃午饭。)破裂的关系通常源于家庭中的创伤事件，并且会在历代之间反复。我们需要鼓起勇气去放下我们审视的态度，打开自己禁闭的心，以一种同理心来看我们的父母和其他家人。只有这样做，我们才能处理好那些伤痛，让它们不再阻碍我们拥抱自己的人生。

最开始做这些时，我们可以从内在出发，找一个合适我们待着的地方，这非常重要，这样，当我们想起父母时会感到更缓和，而不是恼怒。

这一方法可能与你过去所学的背道而驰。许多传统的谈话治疗主要会去指责父母是我们痛苦的根源。就像大鼠会一直被困在同样的迷宫里一样，很多人多年都在反反复复地诉说着他们的父母如何抛弃了他们，让他们生活如此不幸。尽管我们容易陷入反复讲述故事里，不过一旦我们发现了在故事之中更深的含义，它们便能够让我们解脱。获得解脱的能力就在每个人自己身上，它们等着被挖掘。

问一问你自己：你有为父母的其中一方为你做的某件事排斥、指责、评判他（她）吗？你有不尊重你的父母或是其中一方吗？你有和他们其中一方切断关系吗？

我们假如你指责或排斥你的母亲，你指责她没有给你足够多你认为应该拥有的东西。如果这个假设真的在你身上存，你有没有也问一问自己，在母亲身上发生了什么呢？是什么事情阻断了你们之间爱的流动？有什么事将你们分离，或是让她和她的父母分离吗？

也许，你的母亲在她的母亲那里经历了某种创伤，因此她无法给予你她也未能得到的。她自己未能从父母那里得到的会限制她抚育你的能力。

如果你很排斥你的母亲，那可能有某个创伤事件在影响你们。这可能是在你出生之前你母亲失去了一个孩子，或者是把孩子送给别人抚养，或者她在一次车祸中失去了她的初恋（她原本打算和这个人结婚的）。还有可能是在她很小的时候父亲去世，或者是她亲爱的哥哥在下车时被杀害。类似这样的事件本身不会直接带给你什么，但它造成的巨大冲击会影响你。而不管你的母亲有多么爱你，创伤事件是会占用她的注意力与精力的。

当你还是孩子的时候，你可能会感觉她是疏远的、自私的。你可能会很排斥她，仿佛她抛弃你独自做了什么决定，你需要自己来争取她的爱。而真正的事实，是你一直渴望从她那里得到的爱也是她所缺失的。任何一个在相似情境里出生的孩子，他们可能都会体验到这种母亲的教养方式。

　　如果你切断和母亲的关系，可能你会指责她，在你还小的时候她对你所有爱的表达都没有回应。也许她总是郁郁寡欢，时常哭泣，你试着用你的爱来取悦她。也许你很关心她，并试着为她消除痛苦。可能某一天，你认识到你所有的努力都是白费的，你对她的爱丝毫不会让她变得好一些。你感觉心灰意冷，因为你觉得你的爱被漠视，她没有用同样的方式来对待你，因此你开始疏远她，指责她没有给你你所需要的。断绝关系可能是你所知道的唯一选择，它最初会让你感觉得到解脱，但实际上它是一种孩童的防御，得来的只是虚假的自由。最终它会给你未来的生活带来限制。

　　也许你会指责或是评判父母一方，因为他（她）正针对着另一方，你不得不站在其中一方。通常，一个小孩会公开地忠诚于一方，而私底下忠诚于另一方。小孩会通过模仿被指责为不好的那一方，从而与其形成一种无形的连接。

　　我们再一起回顾一下这整个过程。我们排斥父母的那些情感、特点和行为将有可能出现在我们自己身上。这是我们无意识中爱他们的方式，通过这种方式让他们回到我们的生命中。我们在加文的故事里可以看到这种方式是如何无意识地体现在他的生活里的。

　　在我们排斥父母时，我们其实没有看到我们与他们相似的部分。我们不承认自己有那些行为，还会常常把它们投射在周围人身上。相反，我们还会吸引那些具有我们特别排斥的行为的人，比如我们的朋友、爱人或是同事，这样让我们有非常多的机会来认识和疗愈这种动力模式。

在生理层面，当排斥我们的父母时，身体会感觉到疼痛、紧绷或是麻木。我们的身体会一直在一定程度上感受到不安，除非我们能够开始以爱的方式，从内在去感知被我们排斥的父母。

我们甚至都不需要知道，家庭中到底发生了什么才形成了我们对他们的排斥。因为很显然，一定是发生了什么让你们无法亲近。可能是你母亲在很小时失去了她的母亲，或是兄弟姐妹，又或者她生命中至爱的人离开了她。她也许不会去暴露她的经历，你也可能永远都无法知道。即便如此，修复你们之间的关系也能让你的内在更加完整。你所需要知道的全部就是一定是发生了某些事，并且它封闭了你或母亲，也可能是你们的心。你要做的，就是与你小时候对她自然而生的爱重新建立连接。这样，你才能脱离掉那些原本是属于她的感受。

疗愈我们与父母的关系往往会从一种内在意象开始。有时，我们在外部世界行动以前，我们必须首先从我们的内在世界出发。下面介绍的部分是我们完成这个过程的一种方法。虽然这个练习主要关于修复我们和母亲之间的关系，但同样可以用它来做对父母的想象。

想象你的母亲及她的经历

想象你的母亲就站在你的面前，你和她之间仅有几步之遥。关注你的内部。你现在觉察到的感受是什么呢？现在想象她向你迈了三大步，她现在站得离你非常近了，与你的身体只有不到一步的距离。你的身体现在有什么感觉？你的身体是接纳还是排斥，甚至是想离开？如果你的回答是排斥，或是想要离开，那么你需要知道，试着接纳与开放是你现在要做的，而不是你母亲要做的。

现在让我们进一步想象，你的母亲又站在了离你几步之遥的位置。这次，想象她的周围是她经历过的所有的创伤事件。尽管你可能不是很清楚她到底发生了什么，但你对她的经历一定会有某种感知，你能够感觉到她在她的生活里经历着怎样的挣扎。花一些时间来真正感受在她周围的可能会是什么。

- 闭上你的眼睛。
- 回顾你母亲家庭里所有的故事，把你所知道的所有不幸的事情放在心里。
- 想象你的母亲还年轻的时候，或者还是一个孩子甚至是一个小婴儿的样子，她面对着那些失去，试着保护自己不受伤害。
- 在你试着感知她的感受时，你的身体是什么感觉？这种感觉是什么呢？它们出现在你身体的哪个部位？
- 你能感觉或是想象到她所体验的是什么吗？
- 这些是否触动到你？你能感觉到你对她的理解与同情吗？
- 在你的心里对她说："妈妈，我理解这一切。"即使你并不能完全理解，也试着把这些话再说一遍。"妈妈，我理解这一切。"可以试着再加上下面的话："妈妈，我会试着去接纳你给我的爱原本的样子，而不去评判它，或是期待它有所不同。"

- 说这些话时你感觉如何？
- 在你对她说这些时，你的身体有什么感觉吗？
- 在你的身体有没有哪个部位感觉释怀、开放或是舒服
  一些了呢？

拥有和父母更亲近的关系不仅能让我们感到更多的支持与安全，它与良好的健康状态也是相关的。哈佛大学一项长达 35 年的追踪研究发现，我们与父母的关系质量能够影响我们未来的健康。

这项研究中，被试被要求用下列等级来描述他们与父母的关系："非常亲近""友好温暖的""可以忍受的"或"紧张冷淡的"。在报告他们与母亲的关系是可忍受或紧张的被试中，有 91% 的人在中年时被诊断有严重的身体疾病（例如癌症、冠心病、高血压等）。相比之下，那些报告与母亲关系温暖亲近的被试只有 45% 的人（不足一半）有此类问题。被试报告与父亲的关系的结果中也有相似的情况。在那些报告与父亲关系可忍受或紧张的人中，有 82% 的人在中年时有严重的身体疾病，而与父亲关系较好的人中只有 50% 出现身体问题。如果来看那些与父母双方关系都很紧张的被试，会发现结果十分惊人——100% 的人都有严重的身体疾病，而与父母双方关系良好的人只有 47% 出现身体问题。[1]

另一项研究来自约翰霍普斯金大学，他们对 1100 名男性医学学生进行了 50 年的追踪。他们发现，患癌症的概率与被试感知与

父母的亲密程度有很高的相关。[2]

不仅只有与父母糟糕的关系会影响我们的身体健康，其实我们早期与母亲的关系会成为我们日后建立关系的参照模式。接下来这个故事会向我们说明，我们对母亲未能处理好的感受是如何投射在我们的伴侣身上的。

特里西娅的故事

特里西娅的感情都十分短暂，没有一段感情持续超过一年或是两年。现在，她即将离开现在的伴侣。"他很冷漠，又很迟钝，"她抱怨到，"每当我需要他时，他都不在。"她没有意识到她对自己母亲的描述也是相似的："她总是离我很远，在我需要时无法触及她。我从来都不能向她寻求支持。她一直都没有用我需要的方式来爱我。"

其实，她对母亲的排斥正是让她感情屡屡失败的真正根源。她与母亲没有处理好的部分无意地影响着她和伴侣的关系，侵蚀和破坏他们之间的亲密感与联结感。

特里西娅找不到任何一件特殊的事情可以解释她对母亲的这种排斥感。不过，在我们谈话的过程里，她提到了她的母亲常常把她的外祖母形容成一个自私且情感封闭的人。关于她外祖母的故事是这样的：在外祖母的母亲去世时，她还只是个刚学会走路的小孩，她被送去和姨妈住在一起。她在这个新家中常常感觉自己像是一个外人，并在她生活里的大部分时候都充满怨恨。特里西娅最后终于理解了她母亲缺乏关爱的根源。她也第一次认识到，她自己只是在重复家庭里女儿的一种模式，即无法从母亲那里得到自己需要的。这一模式在家庭里至少已经在三代人身上重复了。

特里西娅对母亲的这种疏远感有了更深的理解后，她说她第一次感觉到对母亲的同情。她与伴侣和好了，并且很快就发现了她在关系里的变化。她发现她开始更少地去做自我防卫，而是保持一种开放的姿态。而在过去，即使是在磨合的状态里，她也会感到可能会受到伤害，会努力推开对方，退回到自己一个人。现在特里西娅已经能完全看到在过去的关系里被掩盖的投射了。

如果你和你的父母关系紧张，不用担心，我会告诉你一些方法来帮助你修复你们的关系。很重要的是，你不能去期望你的父母变得多么不同，你只能去改变你自己。这种关系模式可能会继续下去，但你看待这些的视角会变得不一样。这并不是不顾一切地让你站在一列行驶的火车之前，而是让你能够选择一条最合适的路来完成这一旅程。

3. 你经历过与母亲早期关系的中断吗？

如果你排斥你的母亲，那很可能是你在与她早期连接的过程中经历过关系的中断。不过，不是所有有过这样经历的人都会排斥母亲。对于在那一时期经历过关系中断的人，更可能发生的是你尝试在亲密关系中与对方建立连接时，却在某种程度上感受到焦虑。这种焦虑可能会导致这段关系维系得非常困难，甚至是想要放弃这段关系；它还有可能导致你决定不想要孩子。表面上，你可能会抱怨抚养一个孩子太耗费时间与精力；而在更深的层面，你可能感觉自己并不能准备好来抚养一个孩子，因为你自己就没能得到很好的照顾。

关于寻找关系中断的一些问题

- 在你母亲怀着你的时候，有发生什么创伤事件吗？她有过高度的焦虑、抑郁或紧张吗？
- 母亲在生你的时候很困难吗？你是早产的吗？
- 你的母亲有过产后抑郁吗？
- 你在出生后不久后有和母亲分开吗？
- 你是被收养的吗？
- 在你生命的前 3 年，你有经历过创伤或是与母亲的分离吗？
- 你或者你的母亲有过因住院而被强制分开吗？（可能是你需要在恒温箱里待一段时间，或者是你需要做扁桃体切除或其他手术，或者是你的母亲需要做某个手术，或是患上怀孕并发的某些病症等。）
- 你的母亲曾经或是在你出生后前 3 年里经历过什么创伤，或是情绪上有较大的起伏吗？
- 在你出生前，你的母亲失去过孩子或是流产了吗？
- 你的母亲是否陷入与你兄弟姐妹有关的创伤里难以自拔？（晚期流产、流产、死亡、手术等。）

上一代母婴关系的断裂也是会影响到你和母亲的关系的。你的母亲或是外祖母是否经历过和她们母亲的分离呢？早期遗留下的创伤也会在后代身上体现。不仅如此，对那些你的母亲未能从她母亲那里得到的，她也很难给予你。

如果你离你的父母很远，或是她们已经去世了，特别是在你还很小时你就已经和他们分开了，你可能永远都不会知道这些问题的答案。我们一般会难以辨别关系早期的断裂，因为我们的大脑在那时还不能很好地对我们的经历进行记录与归类。海马体（大脑结构中的一个部分，负责组织与存储记忆）直到我们 2 ~ 3 岁时才能完全形成。因此，早期分离的创伤会以身体感觉、图像画面及情绪感受这些方式留存下来，而不是清晰到可以构成故事的记忆。在没有具体故事的情况下，我们会很难理解这些情绪与感受。

有时，这种关系的中断并不是实际身体接触上的，而是一种精神上的分离。她可能就在我们身边，但是她的情感与心却离我们很远。在孩子出生的第一年里，母亲一直在孩子身边是非常重要的，这关系到孩子的心理健康。心理学家海因兹·科胡特（Heinz Kohut）说，在一个母亲注视她的孩子时，她眼中的光芒得以让孩子感受到确认与安全，并能够健康成长。

如果我们与母亲发生了早期的分离，我们可能需要将母亲和我们自己经历里的某些线索拼凑起来。我们需要一边回顾一边问自己：母亲身上经历了什么创伤影响到她表达爱的能力了呢？过去她是很确定地在我们身边，还是我们总能感觉她心事重重、游离在外呢？在她对我们的抚摸中、注视我们的方式里，还有她和我们说话时的语调里有一种游离感吗？在和她的接触中我有感到困难吗？我会拒绝或回避亲近吗？

　　30 岁的苏姗娜（Suzanne）是两个孩子的母亲，她一想到和母亲有身体上的接触就会感到不自在。从她记事起，她就不喜欢母亲拥抱她。她还说，她和丈夫也不能有身体上的亲密接触。"拥抱让人筋疲力尽，"苏姗娜这样说道。在她 9 个月大时，她因为肺炎，一个人在医院待了两个星期，当时她的母亲要在家里照顾其他的兄弟姐妹。从那时起，苏姗娜便无意地开始产生回避。通过拒绝她母亲的爱意，苏姗娜才能保护自己避免再次被抛弃和受伤。让她认识到她对母亲排斥的根源是非常关键的。自那以后，苏姗娜可以开始重建她和母亲之间破裂的关系了。

　　一个经历过破裂关系的孩子，当他（她）可以去重建与母亲的关系时，她会感到犹豫。关系重建的方式会成为这个孩子今后建立关系的模板。如果母亲和孩子没能完全重建他们的关系，那么这个孩子在今后要与伴侣建立关系时，也会感到犹豫。重建关系的失败会"带来亲密感的缺乏，并且这种缺乏是无法解释的，也会给日后的关系蒙上阴影，"心理学家戴维·张伯伦（David Chamberlain）说，"真正的亲密与友谊看似是无法实现的。"[3]

　　当我们还是婴儿时，母亲就是我们的世界。与母亲的分离感觉就像是与这个世界、与生命的分离。早期的分离会让我们感觉到虚无与孤单，会感觉到无助与绝望，我们会认为我们自身或是生活本身哪里出现了问题。过早地经历创伤，这让我们体验着身体内在的感觉与信念，却无法将它们与过去连接起来。我们面对日渐展开的生活时，正是这些过去的经历凝结成了许多伤害、失去、失望与破裂。

童年时期的负面记忆

很多人不仅是发现自己童年创伤的部分，还想不起来自己身上发生的好的事情。在我们还是孩子的时候，我们会有安心，也会有不安。然而，那些安心的记忆（母亲照顾抚育我们的记忆：喂养我们，为我们洗澡，哄我们睡觉）总是只停留在了表层。相反，我们只能回想起那些痛苦的记忆，只记住了我们得不到自己想要的，没能得到足够的爱。

这一切是有原因的。在我们还是小孩时，当感觉到我们的安全受到威胁时，身体会启动防御机制。这会默认为我们无意识的防御，使我们关注不安，而不是令人安心的部分。这就像是，我们的积极记忆在墙的另一面，我们无法触及。而当我们只能站在墙的这一边时，我们就会认为在我们身上从来没有发生过什么好的事情。

我们就像是重写了自己的经历，只保留下可以支持我们最初防御机制的那些记忆，这种防御与我们一直共存着，最终成了我们。而在这无意识的防御之下，我们仍深深地渴望着父母的爱。然而，很多人无法面对这些感受。在我们要去回想和父母一起充满爱与温暖的时刻时，我们只会感觉到脆弱，并害怕再受到伤害。因此，那些能帮助我们疗愈的记忆也是我们无意识封锁的部分。

进化生物学家对此提出了支持依据。在对威胁刺激进行扫描时，我们的杏仁核会有大概 2/3 的神经细胞激活。因而，那些痛苦的事件比愉快的事件更容易储存于长时记忆中。科学家将这种默认机制称为"消极偏向",这一概念的提出十分有意义。我们的生存需要我们能够及时排除潜在危险。"大脑就像是对消极经验绝口不提,"神经心理学家里克·汉森(Rick Hanson)说,"而一直维持着积极经验。"[4]

4. 你是否无意识地认同某个家人,但这个人不是你的父母

有时候,我们与父母的关系非常好并且充满爱,可我们依然不能解释我们为什么会有那些不好的感受。

我们通常会假设问题是出在我们自己身上,当我们探索得足够深入,我们就会发现它的根源。只有我们揭开在家庭中触发这个问题的事情,我们才能从不属于我们的痛苦感受中解脱。这些感受是创伤的无意识体现,我们总认为它们来自我们自己。

托德的故事

在托德 9 岁时,他开始用笔戳沙发。就在那一年,他用木棒攻击邻居家的小男孩,导致小男孩的伤口缝了 40 针。后面的日子里,托德一直在接受药物与心理治疗,可是攻击行为仍然没有停止。直到托德的父亲尼尔(Earl)和我谈起他自己的父亲(他厌恶的人),我才终于发现问题来自哪里。

托德的祖父是一个暴力的人。他不仅打自己的孩子,还在一次酒吧斗殴中将一个男人刺死了。他没有被指控,还一如既往地过着他乐意过的生活。但他的孩子并没有继承他这一点,而是他的孙

子托德无意继承了这种暴力的特性。托德与自己的祖父产生了无意识的连接，如果托德的父亲不去探索家庭的过去，这一连接会一直隐藏着，未能被发现。

在我们咨询的过程里，尼尔坦露道他的祖父也杀过一个人，并且在他曾祖父的那一辈，他和其他的一些家人一起被一个地主杀害了，他的枪是从旁边镇上得来的。这一模式现在可以说得通了。尼尔开始认识到，他的父亲不过是整个家族暴力中的一环。

随着探索的深入，尼尔感觉他人生中第一次对父亲产生同情。他告诉我，他希望自己的父亲还在世，这样他就可以告诉他家庭里到底是怎么回事。伯爵回到家里，和托德分享了他所认识到的，托德听得十分认真。他们俩都凭直觉认为在整个讲述与倾听的过程里，有些东西会停下来。这一直觉被证明是正确的。在五个月后，尼尔打电话告诉我，托德不再服药了，也不再有暴力行为。

如果你对某个家人产生了认同，你自己可能是没有觉察到的。这种认同是无意识产生的，因此你自己无法觉察。在这本书的开篇中，你所认识的杰西与格雷琴，他们都与某个家人产生了认同。下面我们要说的梅根也是如此。

梅根的故事

梅根 19 岁时与迪恩结婚，并且认为他们会永远在一起。直到梅根 25 岁时的一天，她看着他走过餐桌，她发现自己对迪恩没有感觉了。过了几周，梅根提出离婚。她意识到，她突然不爱迪恩了这件事很反常，因此她前来寻求帮助。

我猜测在她的家庭里有一些她没有意识到的东西，并且开始探索。我们很幸运地找到了它，梅根的问题变得容易理解了。梅根的祖父在一次出海打鱼时溺水身亡，那时她的祖母才 25 岁。她独自抚养梅根的母亲，并且没有再改嫁。她丈夫的突然离世对整个家庭都是一个巨大的打击。

梅根很了解这些事情，可是她从来没有想过它们对自己产生的影响。她一旦明白她是在重演祖母的经历，那种突然的孤独感、深深的丧失与麻木感，她开始眨眼并揉自己的脸。我在这个过程里一直给予她支持，帮助她完全领会这种觉察。在几分钟后，她的呼吸开始变得急促。又过了几分钟，她的呼吸变得缓和起来。她将这些感受都整合在一起。"我感到一种莫名的希望，"她说，"我要告诉迪恩。"几天后她打电话告诉我，她自身发生了一些变化，她对迪恩的感觉回来了。

在此需要再次说明的是：不是所有在我们身上表现出来的行为都来自我们自己。它们很可能来自我们以前的家人。我们只是为它们承担了这些感受，或者说是分担。我们把这称之为"感觉认同"。

你有对某个家人产生认同吗

- 你是否与过去某个家人有相似的感觉、行为、痛苦，替他（她）弥补或分担？
- 你有没有一些症状、感觉或行为很难用你自己的生活经历来解释？

- 是否有某个家人因为内疚或痛苦不能去爱一个人，或是为他（她）的丧失而悲伤？
- 家庭中有没有什么重大的创伤事件（比如父母、孩子或兄弟姐妹的早逝，或是遗弃、谋杀、犯罪或自杀等）令人痛苦或羞愧而不能启齿的？
- 你是否与某件事产生了连接，和没有人谈起的某个人过着相似的生活？
- 你是否重演着某个家人的创伤，仿佛那就是你自己的？

如何着手处理这四个主题

我们一起来考虑一个假设的情境：在最初，不幸发生了。一个家庭里 2 岁的哥哥突然去世，父母悲痛万分，而弟弟因为太小还不知道发生了什么。想象这个情景是很痛苦的，但是对于家庭里存活下来的这个孩子而言，这一事件可能会激发四个主题中的一个或是更多。比如如下几点。

这个孩子会排斥父母的一方。在悲痛中，父母中可能有人也失去了活下去的愿望。可能是父亲，也可能是母亲，开始通过喝酒来麻痹痛苦，或者是在剩下的时间里不待在家里。因为可能待在一起会加深他们无法承受的痛苦。可能他们会责备自己做了一些他们认为导致孩子死亡的事情。或者他们会在心里面责备对方，比如"都是因为你没有找对医生"或是"你就应该更细心地照顾他"，但他们可能不会说出口。无论是哪种情况，这个家庭里活下来的孩子都会感觉到父母变化不定的情绪。暴躁、自责和突然的停止，这一切让人感觉这个世界会突然崩塌或者消失。这个孩子可能会从这种无措的感觉中将自己保护起来。在 2 岁时，他可能并不知道到底发生了多么严重的事情。他对得不到父母的关心感到困惑，甚至感觉危及生命。之后，他可能会责备他们带来的伤害，还有他们的疏远，而不会去思考到底发生了什么，他们可能有怎样的经历。

这个孩子与母亲的关系可能会出现中断。大儿子的死去可能会对母亲的内心造成巨大的冲击。母亲会感到绝望，她可能会很长时间都沉浸在悲伤中，从而破坏了她与两岁大的这个孩子之间脆弱（仍需能量的）的关系。类似这样的事件可能会破坏这个孩子之前体验到的关系，并且也会影响两岁时期身体和大脑的关键神经发育。在两岁这一时期，这个孩子还不能理解丧子这一事件对母亲造成的巨大影响，使母亲无法将注意力再放在自己身上。他能感受到的，只有母亲将目光转向他的那一刻，而之后就不再有了。使他处于警觉状态的化学激素会充斥着他的身体，让他保持防备状态。他可能从此不再信任母亲，害怕她什么时候就突然变了，并且一直小心翼翼，担心母亲随时可能再次"离他而去"。

这个孩子可能会将母亲或父亲的痛苦当成是自己的。随着哥哥的去世，活着的这个孩子可能会感受到母亲或父亲沉重的痛苦，仿佛那就是他自己承受着的痛苦。这样一种串联效应会让这个家庭发生僵化。在盲目地尝试消除父母的痛苦中，他可能会努力承担起母亲抑郁的情绪，或是父亲的悲伤，仿佛他就有某种能力来解决这一切似的。这一切就像是他在说："妈妈，爸爸，如果我能和你们一起承担起这份痛苦，或是让我来为你们承受这份痛苦，你们就能好起来。"他这样的努力当然是没有用的。这只会将悲伤延续到下一代。

孩子分担父母的痛苦往往是无意识的。他们这样做是源于一种盲目的幻想，他们认为自己可以拯救父母。出于本能的忠诚，孩子经常重复他们父母的悲伤并且再次体验他们的不幸。正如海灵格所说，这样一种"忠诚的连接"可能会代代传递下去，让不幸成为整个家庭的"遗产"。

这个孩子可能会对死去的哥哥产生认同。在哥哥死去后，整个家庭笼罩着悲伤。难以承受的痛苦让这个家庭失去了活力与幸福。这个活着的孩子可能会小心翼翼地待在父母身边，不让父母更加沮丧。为了避免痛苦，家人可能会试着不再想起死去的孩子，甚至不能再提起他的名字。这样一来，这个死去的孩子被排除在家庭以外了，为产生认同提供了很好的机会。

海灵格说过，家族中之后的孩子（甚至是下一代）可以表现出家庭里被抑制的部分。这就意味着，这个活着的孩子可能会感觉自己很抑郁或是没有什么活力，他与自己似乎是分离的，就好像他不存在一样，这就和家庭里对他死去的哥哥的感知是一样的。这个孩子可能会觉得他在这个家庭里被忽略，或者说他一点也不重要。他甚至可能会有哥哥的特征，表现出他的性别特征、人格、疾病或创伤。在无意识的认同中，他可能发现自己的热情在退却，他所获取的生命力也变得有限。这就像是以一种无声的同情让两个人连接在了一起，活着的孩子在说："如果你不能活下来，那么我也无法好好地活着。"

我曾经有一个来访者，她在哥哥流产不到一年后出生了。他的哥哥并没有名字，或者说在这个家庭还并没有一个位置。家庭里只承认两个孩子——我的来访者和她的妹妹。我的来访者也只有这一个妹妹。可是，这位来访者仍然感到痛苦，她觉得自己没有归属感。"我就像这个家庭里的外人，"她说，"我好像找不到一个位置。"虽然我们无法证明，但我们可以看到她承担了她哥哥那种被排除在家庭外的感受。在我们进行咨询后，她说自己那种无归属感已经没有了。

像这样的认同会给我们的生活带来极大的影响。在不知不觉中，我们重演着家庭里的创伤，并带来令人惊讶的后果。这一现象是很普遍的。很多人都无意地对某个承受痛苦的家人产生同情，并和他们站在一起。当我们遭受痛苦时，我们需要问一问自己：我其实是在体验着谁的感受？

探索核心语言地图的四种工具

我们在处理创伤时最大一个的障碍，是我们往往不知道问题的根源。离开感受产生的情境，我们往往就不知道下一步该做什么。核心语言能够帮助我们看到创伤的缘起，这样我们就能摆脱过去的状态，不再重蹈覆辙。

在后面的章节中，你将开始构建你自己的核心语言地图。你需要一步步运用你自己的语言、你的用词来锁定那些你难以解释的感受。

下面有四个步骤来构建你的核心语言地图。每一步，你都将获得一个新的工具。每种工具都会使你获得一些新的信息。下面是这四种工具：

1. 核心怨言
2. 核心叙词
3. 核心语句
4. 核心创伤

下一章，你会学习到在你的核心怨言里总是用到的一些词里隐含的线索。你会学会解析这里面哪些是属于你自己的，哪些来自你的家庭。这样做以后，你会开始突破过去创伤的影响，并学会将其伴随着的感受与症状放回到属于它原本的地方。

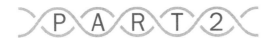

第二部分

核心语言地图

第 6 章

核心怨言

> 当你能将你的无意识意识化，你
> 将真正主导你的生活，并称之为命运。
>
> ——卡尔·荣格 (Carl Jung)，*Aion:*
> *Researches into the Phenomenology of the Self*

在我们焦虑与痛苦时常常会说一些话，它们所表达的实际上还有我们未能认识到的部分。不过几乎没有人发现这一点。在本章中，你将开始构建你的核心语言地图。你会学着跟随你的用词，让它们形成的线索引导你发现你恐惧的根源。在这条跟随语言的路上，核心怨言是你的第一站，它是一个还未开采的宝箱。在你的核心怨言中，甚至还有帮助你解决的办法，你只需要去一探究竟。

在我们日常语言里的那些核心怨言

中，我们要去找到最深的一条情感脉络。我们要去听对这种情感最有共鸣的那些词。有时，那会是一种非常脆弱的恐惧；有时，那是一种急切的渴求；有时，它就是一种强烈的痛苦。鲍勃是一位 52 岁的建筑工程师，无论何时他都感到焦虑与孤单时，他都会抱怨说："为什么所有人总是要离开我？为什么我总是不够好？"

有时，我们听到的那些用词或语句，它们似乎有自己的生命。在乔安妮的抱怨里，她说她的母亲总把她说成是整个家庭里"最可怜、最令人失望的"。她主要的怨言就是她和母亲难以亲近，她们之间总是恶语相向，这让她感到非常痛苦和无助。

当她从代际的层面来看待时，她明白是她的外祖母感觉自己是整个家庭里"最可怜、最令人失望的"，而不是她自己。

事情是这样的：外祖母在 15 岁时，爱上了村庄里一个已婚男人。那时外祖母怀孕了，但是那个男人不愿意负责任。她被赶出了家里，并带着羞愧度过余生。她独自打理家里，并抚养她唯一的女儿。她没有再结婚，也一直无法克服心里的那种羞愧与痛苦。对于她来说，这个私生子给她的整个家庭蒙羞。

尽管外祖母从没说过"最可怜、最令人失望的"这样的话，但三代人都对此产生了共鸣。在外祖母被家里赶出来后，她便形成了关于这些话的想法。她的女儿没有出生在一个已婚的家庭，因此她认为自己破坏了母亲的生活，也产生了关于这些话的想法。经历了两代人之后，外孙女也产生了同样的感受，她感觉到母亲对她非常失望。

当我们发现"最可怜、最令人失望的"来自她外祖母，乔安妮感到平静了许多，也有了更多的理解。她开始明白，母亲的那些谩骂虽然是对着她说的，但并不是针对她的。之后，当她再听到这些话语时，她产生的是对母亲和外祖母的爱与同情，还有理解她们在爱尔兰生活时的不易。

在对核心怨言进行分析时，我们不仅要关注我们的口头语言，还要留意我们的身体语言。我们同样还要关注自身那些反常或特殊的症状与行为表现。在下面这个例子里，26 岁的消防员卡森在表达恐惧时就既有身体的部分，也有口头的部分。

在卡森 24 岁时，他的车撞上了防护栏，差一点坠入悬崖。他马上重新驾驶汽车，并安全到达了目的地，可是他却发现自己失去了对人生的控制感。自那以后，卡森每天都承受着恐慌。同时他还清晰地感觉到自己发抖并轻微头疼，他觉得如果自己死了，他什么也不能留下。在他的核心怨言里会说的话是："如果我死了，我什么都留不下。没有人会记得我。我的离开就像我从未存在过。天亮以后没有人会再记起我。"让人奇怪的是，这样的抱怨竟属于一个 24 岁的年轻人。卡森的生活才刚刚开始，可是他已经开始对自己的一生充满了惋惜。这里面显然是有原因的。

在我们分析核心语言里的用词时，我们会相信这些话里内在的东西，而不会相信它在当时所处的情境。这些话本身对于某个人而言是真实存在的，但那必然不是我们。若想发现这个人到底是谁，我们需要去探索我们家庭中的故事。

对于卡森而言，这个人就是他的父亲。在父亲与母亲很不愉快地离婚后，他被迫放弃对 4 岁卡森的抚养权。那是经过漫长又挫败的监护权官司后，父亲最终让步了。卡森再也不能见到他的父亲。卡森除了听母亲说父亲的坏话，还要接受母亲新丈夫的抚养，被迫接受这样一个"新爸爸"。

我们再一起看看卡森的核心怨言："我什么也没有留下。没有人会记得我。我的离开就像我从未存在过。天亮以后没有人会再记起我。"

现在，可以重新看待卡森的情况了。父亲失去了生命中的"遗产"，他和父亲的这一现实感受混淆在了一起，并用另一种方式和他失去的父亲在一起。他分担了父亲痛苦的感受，因而害怕自己也会突然被迫离开并被遗忘。

在我们发现了他核心怨言的来源后，卡森决定寻找并重新联系父亲。他的父亲已经不在国内，并和后来的妻子已有了三个孩子，不过当卡森和他联系到时，他简直欣喜若狂。20多年前失去自己第一个儿子的痛苦一直留在他心里，"就像心里被挖一个洞，"他对卡森描述道。这种真实存在的感受虽然被埋得很深很深，然而卡森也从心底里能够感受得到。这是他对父亲的爱。

温斯顿·丘吉尔告诉我们，历史是由胜利者书写的，由那些存留下来的人记录着。不管故事多么歪曲或片面，很多人都不会去思考，如果由另一方来讲述，故事会是怎样。在卡森这个案例里，母亲就是胜利者，而父亲是失败者，因为他无法抚养自己的儿子。父母双方都努力争取孩子的抚养权，但不知什么原因，父亲的争取失败了。

卡森认识到，多年来母亲和他说的那些负面事情蒙蔽了他对父亲的早期记忆。在接下来的几个月里，他们在卡森小时候他们常去的山里露营、垂钓，一起创造着新的记忆。就在那段时间里，卡森的恐慌感完全消散了。父亲也一起开始拥有了全新的、真正的"遗产"。

现在，我们要开始你的第一次书写练习。准备好你的笔和纸（或笔记本），我们要开始了。

书写练习 1：探索你的核心怨言

1. 找到一个目前在你的生活里最困扰你的一个问题。这个问题可能关于你的健康、你的工作，或你的关系，可以是让你感到不安、难以平静、不愉快的任何问题。

2. 你最想治愈的那个最深层的问题是什么呢？它可能是具体的一个问题，让你感觉到无力；它也可能是你一直以来都有的某个症状或感觉。

3. 你想有所改变吗？

4. 不要去评价你自己。

5. 写下对你很重要的感受。

6. 当你想到时，就把它写下来。例如，你可能害怕未来会发生什么很糟糕的事情。不管那是什么都没有关系，只要继续写下来就好。

7. 如果什么都没有想到，试着问自己这样一个问题：如果你有的症状、感觉或是处境无法得到解决，那么之后你最害怕发生的是什么呢？

8. 直到你写下你最困扰的那个问题，再继续阅读后面的部分。

现在，我们来看看你写下的内容。在你去阅读你写的东西时，不要太用心去琢磨，以免陷进去。不要去在意这里面的感受。只是不带任何情感地扫一遍你写下的内容。试着找一找一些看起来比较特别或不太寻常的用词或语句。例如，什么词或语句是你经常说的，又或者在你做这个练习前从没有说过的？有什么表达是突然蹦出来的？这里面有什么表达引起了你的注意？

现在再读一遍。不过这一次，大声地读出声来。试着用全新的耳朵[⊖]，不带任何情感地去听自己读出来的内容。我把这种聆听称为"用元耳（或第三只耳朵）倾听"。哪些词或句子有特别的地方？哪些词带有强烈的情感共鸣或是故事性？哪些词听起来感觉很奇怪？哪些词可能和你目前的生活经历完全不符合？

如果你发现，你听到的你写下的东西好像是某人说过的话，可能这些话原本就是属于那个人的，你只是在替他们发声。可能这些话来自你的某个家人，他经历了创伤，无法将这些大声表达出来。可能通过你的怨言，你将这个人的故事叙述了出来，就像卡森为他父亲做的那样。

尽可能深入地聆听在你写下的内容里能够吸引你（抓住你）的部分。在这样的聆听中，你会听到事情背后最关键的内容逐渐浮现出来。不过，如果你沉浸在这些事的情感色彩里，你可能会错过核心怨言。

下面是海灵格对这种聆听的描述：

⊖ 这里个人解读为除我们一般用来听声音的双耳以外的一种感官感受，指更用心、更带有思考与觉察地听。——译者注

我会来说一说当我和一个人进行治疗时所发生的事情。他会和我说自己的一些事，我不会全部都用心去听。我并不想完全知道他都说了什么。因此，只是刚刚好地去听，可以让我从宏观保持觉察。之后他突然说了一个词，这改变了我……突然他对我说的一切都只变成了这一个词。这个词拥有强大的能量。我并不完全知道我接下来要怎么做，但我知道就是从这里，我可以做点什么了。如果我去感受这个词带给我的影响，我就能感觉到那个对解决问题十分关键的那个人是谁。"[1]

桑迪："我就快要死了。"

现在我们来分析一个叫桑迪的人的核心怨言。桑迪和格雷琴一样，也来自一个经历了大屠杀的家庭。身为大屠杀幸存者的孩子，她想寻求帮助来理解她对死亡的强烈恐惧，因此，我们开始探索她的核心语言。

她这样来描述自己的恐惧："并不是恐惧死亡本身，而是知道我就快要死了，而且我无法停止这一切。我对自己完全失去了控制。"

桑迪还希望能够解决她的幽闭空间恐惧，这让她无法乘坐飞机和电梯。不管什么时候，电梯的门一关上，或是飞机里坐满了人，或是"我和出口之间挤满了人"时，我就会感到深深的恐慌。她的核心怨言是："我不能呼吸了。我出不去了。我快要死了。"

桑迪在 19 岁时，她开始有这种幽闭空间恐惧和不能呼吸的感觉。桑迪父亲的父母和妹妹在奥斯维辛的毒气室里窒息死亡，那一年他也是19岁。10年前她父亲去世后，桑迪的症状变得更加严重了。因为我已经和许多大屠杀中牺牲的人和幸存者的后代进行过咨询与治疗，桑迪和她父亲之间的联系，我看来已经很明显，而桑迪却从未把它们联系起来。她承担了祖父母和姑姑的那种恐慌。可能，她甚至承受了父亲的内疚感——全家只有他一个人活下来了。

再看一看桑迪的核心语言："我知道我就快要死了，而且我无法停止这一切。我对自己完全失去了控制。"

很显然，她的祖父母和姑姑在死亡的牢笼里或是被带去毒气室时，他们就有这样的感受。

只要在毒气室里，任何人可能都会体验到"我和出口之间挤满了人"。之后桑迪无法理解的这种恐慌感肯定会在这种情形下产生。桑迪的核心语言揭露了这一悲剧的结局："我无法呼吸。我出不去了。我就快要死了。"现在，桑迪已经能看到这之间的联系了。先辈的恐慌在她身上表达着。尽管她知道她家庭里的这一惨剧，可她从没有把它和自己联系起来，也没有想过自己会承担原本不属于她的痛苦。而现在，一切都变得清晰了。

在我们的治疗过程中，我让桑迪去想象姑姑和祖父母站在她的面前。我让她尝试去和他们对话。在我的引导下，桑迪对他们说："我像你们一样感到恐惧，并且我现在明白这种恐惧并不属于我。我明白我承担起这种恐惧并不能帮助到你们，也不能帮助我自己。我知道这并不是你们想要给我的，我也知道你们看到我如此不安，这会成为你们的负担。现在，我要放下这些与你们相连的感觉了，祖母的、祖父的，还有姑姑萨拉的。"当她看到他们三个人对她微笑，并祝福她时，她的眼角充满了泪水。桑迪感觉到自己的身体充满了她们给予自己的爱。最终，桑迪明白了自己幽闭恐惧和恐惧死亡的根源，她感觉自己的恐惧从此没有了。

洛雷娜："我快疯了。"

很多人都担心自己未来会有什么不好的事情发生。我们通常能在核心怨言中发现这种恐惧。

洛雷娜只有 19 岁，她对社交场合充满焦虑与惊恐。她说感觉就像是"陷入一种绝境"，无论何时都不能和朋友"出去"。她第一次注意到自己的这种焦虑是在 3 年前，同时她还患上了严重的膀胱炎。她看了一个又一个医生，他们开的任何药都对她的症状没有帮助。

洛雷娜讲述了患膀胱炎最难受的部分。她最害怕的是没有任何人或者任何事能够帮助她，她害怕膀胱炎永远也好不起来。她担心如果她的膀胱炎最终好了，可是她的焦虑仍然不会减少。

下面是我们的对话。

> 马克：如果膀胱炎一直没有好呢？
>
> 洛雷娜：我会很痛苦，会感到沮丧。我需要一直去看医生。我会受到限制，我会无法获得快乐，也无法获得成功。我会一直焦虑下去。我会是一个失败者。

当你听到洛雷娜的核心语言时，你看到哪个词蹦出来了呢？"限制"或"失败者"这两个词给你的感觉怎样？来看一看这些词怎样把我们导向一个新的方向。接下来，让我们暂时放下对洛雷娜和她的膀胱炎的任何想法，让这些词的力量来引领我们。

洛雷娜已经离她的核心语言越来越近了，但还没有完全找到它。为了让她探索得更深入，我让她说一件可能发生在某人身上最糟糕的事。当我们想要打破现在的僵局去找到我们最深层的恐惧时，稍稍往后退几步，去想在他人身上，而不是我们，可能发生的最糟糕的事，往往是很有用的。来看一看洛雷娜都想到了什么。

> 马克：在他人身上会发生的最糟糕的事可能是什么呢？注意是他人，不是你自己。
>
> 洛雷娜：他们不能获得成功。他们无法获得快乐。他们不能去做自己想做的事。他们会疯掉。他们会变得像隐士一样，最终会去精神病院，并自杀死去。

看看这些词是什么含义？"会疯掉""最终会进精神病院""自杀"。

现在，我们把这些词都整合起来看一看会出来些什么。我们会得到一个"受限"的"失败者"，一个"疯掉"的人"最终进了精神病院"，在那里他或她最终"自杀"了。可能你会问，这些信息来自哪里。我们下面来找到它们。

在揭开洛雷娜的核心怨言后，她明白了自己最深层的恐惧，开始深入挖掘她的核心语言。你将在第 8 章了解更多关于核心语言的内容。

洛雷娜的核心语言："我将成为一个失败者。我会疯掉，并最终住进精神病院，自杀死去。"

在跟随着她的核心语言地图的过程中，洛雷娜还发现了家庭里一件关键性的创伤事件。

让我们走进洛雷娜的家庭，并由代表她最为恐惧的用词来引导我们。那些代表最深层次恐惧的词可以变成一个家庭的问题，使我们前往核心语言地图的下一站。我们将这类问题称为过渡问题。

洛雷娜的过渡问题：在你们的家庭里，有人被当作一个失败者，并最终住进精神病院自杀了吗？

找到了！是洛雷娜的外祖父，他在家庭里被看不起，并一直被当作一个失败者。他反复地住进精神病院，最终在里面自杀了。后一代中，洛雷娜的姨妈也受到家庭的排挤，被当作"疯掉的失败者"。她也反复地住进精神病院。家庭为她姨妈感到蒙羞，因而几乎没有人谈起她。虽然他们没有承认，但他们其实希望她也能和她父亲一样自杀。

当某个家人生活得不幸福，或是遭遇不幸，排斥他们比承受痛苦来爱他们、包容他们要容易得多。因为，相比悲伤，人们更容易产生愤怒。在这个案例中，我们可以看到整个家庭都在用愤怒对待洛雷娜的姨妈。排斥她比包容她要容易得多。

如我们在第 3 章学习到的那样，家庭成员被排斥的命运往往会被重复下去。这个案例里，被重复的是被排挤的"失败者"——

外祖父，在下一代是被排挤的"失败者"——姨妈。而现在，洛雷娜开始成为第三代的"失败者"，将创伤延续至第三代。

家庭里出现自杀往往是让人难以接受的，家人会对采用这种方式结束生命的那个人感到很愤怒。更重要的是，自杀会给整个家庭留下羞愧、难看、恐怖的印象、未完成事件、债务、宗教的不确定性。

洛雷娜的情况逐渐明晰了，但治疗还未结束。当她明白她的恐惧不是源于自己，她就可以放下它们，让它们归属自己原本的主人。我让她想象祖父和姨妈站在她的面前。洛雷娜很自然地表达了她对他们两个人真挚的爱意。她看到他们很开心看到她关注他们、尊重他们。她还看到他们祝福她，并且她将身体里的焦虑呼出体外，归还给了他们。她深呼吸了几分钟后，感觉自己的身体变得轻松了许多，并且有了更多的平静。即使他们过得并不幸福，但她希望他们可以祝福她，这样她才能努力过得幸福。她能看到，她承担了他们的痛苦并不能带来任何帮助，只会为家庭带来痛苦。她对他们承诺，她不会再承担这些痛苦了，并且想象在以后可能焦虑的时候，她都可以通过深呼吸将剩余的焦虑归还给他们。在这次治疗后，洛雷娜从焦虑中获得了解脱，并获得自愈。

每当被问到与我的临床经验相关的神经可塑方面的研究进展时，我总会想到洛雷娜。她就是一个生动的例子，从先天焦虑的状态转变为平静与稳定，个人的家庭经历与当下的觉察是可以通过这样的方式共存的。一旦建立了关键的连接，我们要练习关注实现疗愈的画面和体验，为建立新的神经通路建立基础。这样一来，治愈会变得惊人地有效。

核心语言就像指南针

有时，在我们的核心怨言里，那些核心语言充满着力量，推动我们在家族埋藏的历史里寻找答案。然而，我们寻求的那个部分通常难以揭开。它可能被认为是羞耻的，是充满痛苦的，它可能被当作家庭里的秘密保护了起来，因为这些事是不能放在台面上说的。有时，我们很了解家庭里都有怎样的经历，我们只是没有把它和自己目前的情况联系起来。

我们的核心语言就像指南针一样，它能引导我们穿过家庭里代际之间未能解释的困惑。由此，那些一直等待被想起和发现的创伤事件，从此能够安息。

下面的这些问题能够帮助你找到在你的核心怨言里的那些核心语言。保持开放的态度，尽可能详细地回答每一个问题。不要对你的任何反应做评判。这些问题的答案可以帮你明晰，在当前的问题和家庭过去的创伤之间的联系。

书写练习2：找到核心语言的十个问题

1. 你的症状或问题第一次出现时，有发生什么事情吗？

2. 在问题出现之前你的生活怎样？

3. 你的症状或问题第一次出现时，你多大了？

4. 你的家庭里有人在相同的年纪经历了什么创伤吗？

5. 目前的这个问题具体是怎样的？

6. 在最难受的时候，你的感觉是什么？

7. 当你有这种感觉之前都发生了什么？

8. 每次它都是怎样变好或者变得更糟的？

9. 这个问题或症状让你无法做什么事吗？

10. 如果这种感觉或症状永远都无法消除了，那么你觉得接下来你会发生最糟糕的事是什么？

现在看一看你写下的内容。下面有一些会在家庭里重复出现的主题。你能在下面的主题里找到你家庭中出现的吗？

- **重复的语言**

有没有一些语言看起来是不符合你目前的生活经历的？如果有的话，它是否属于你的某个家人呢？

- **重复的年龄**

你第一次出现症状的年龄，和某个家人出现相似问题的年龄，这之间有联系吗？例如，你的父母很早便过世了，当你到了他们过世的那个年龄时，你可能产生了某个问题，困扰了你的生活。无意识中，你在过了他们去世的年龄后很难好好地生活。你的问题甚至可能会在你的孩子到了父母去世的年龄时出现。

- **重复的情感、行为和症状**

回想一下，是什么促发你的问题出现的？那时有发生什么事情吗？有人离开你吗？你有感到被轻视、排挤或是抛弃吗？发生了什么事情让你想要放弃吗？你的问题和童年早期的某个经历或情境相似吗？它和家庭里的某件事有任何相似之处吗？它和发生在你母亲、父亲或祖父母身上的某件事相似吗？

这些问题的答案可以揭露出一些关键的线索，帮助我们找到与家庭的联系。

将抱怨与症状当作线索

在你的抱怨与症状里，想要表达什么特别的信息吗？当我们以旁观的角度来看，你的抱怨和症状是充满创造力的表达，它们会引导你完成某事，实现治愈，达到整合。

可能你的问题一直在推着你迈出一直未能迈出的一步，而这一步是你无法再忽略的。可能是需要你去完整发展过程中的某个阶段，那时还小的你可能受到了伤害；可能你的问题是在重新创造一种无助的情境，让你能够与父母真正亲近；也可能是相反的情况，它们让你实现成长，从父母那里独立。

可能你需要去完成某件事，或是继续你曾放弃的路；可能你过去忽略了自身的某个部分，它们现在通过症状来表达；也可能是你忽视了自己的某个界限，而现在它们不能再被忽视了。

我们的症状和抱怨会让我们面对一直被我们压抑的感受，从而帮助我们修复破裂的关系，或是疗愈自身的创伤。

它们不仅会让我们看到家庭里未能完全处理好的伤痛，也能让我们看到自身所承担的痛苦，从而可能帮助我们实现整合。

我们的抱怨、症状和问题像是指示标一样，它们引导我们面对那些未处理好的部分。它们可以帮助我们看到我们未能看到的部分，或是与被排斥的某人、某事，或是我们的家庭建立联系。当我们停下来探索它们时，这些未处理的部分会渐渐浮现，促进我们的疗愈过程。我们也会从而感觉到更多的完满。

第**7**章

核心叙词

It Didn't Start with You

语言仿佛和自然一样，揭示着我们灵魂深处的部分，又将其隐藏。

——丁尼生（Alfred Lord Tennyson）

我们对父母的感受是我们通向自身的一扇门，也同样是通向在第4章介绍的那些主题的门，帮助我们确认我们生命里发生的事情。在本章中，你需要去描述给你带来生命的母亲和父亲。这个过程里，你需要让自己自由地跟随自己的感觉。当你完成下面的练习后，你可能会对自己有更多的了解。如果你从未见过你的生父生母，可以开始阅读下一章。

对你的母亲进行描述

花一些时间来描述你成长过程中母亲的样子。她是什么样的呢？你的脑海里有没有突然蹦出什么形容词或语句？她是温暖的吗？充满爱的吗？是冷漠的吗？是疏远的吗？是幸福的吗？是悲伤的吗？她会经常抱你，还是几乎没有抱过你呢？在你的笔记本上写下你的第一感觉，脑海里最先浮现的词。

书写练习 3：对你的母亲进行描述

我的母亲是……
同样，也写下你对她的不满。
我责怪母亲，因为……

将你想到的都写下来。不要只是在你的脑海里想一想，在你想到时把它们写下来是很重要的。

对你的父亲进行描述

下面，也要同样开始对你的父亲进行描述。你会怎样来描述他呢？他是友善的吗？好相处的吗？是严厉的吗？爱批评人的吗？他参与到对你的养育了吗？还是没有呢？写下任何你想到的，不要对自己做评判。

书写练习 4：对你的父亲进行描述

我的父亲是……

同样，也写下你对他的不满。

我责怪父亲，因为……

因为你目前的感受是流动的，你可能还会想要描述你的伴侣或是好友，甚至是你的老板。

书写练习 5：对你的伴侣（好友或老板）进行描述

我的伴侣（好友或老板）是……

我责怪伴侣（好友或老板），因为……

现在我们来看看你写下的内容中都隐藏了一些怎样的含义。我们将这些自发产生的形容词和语句称作核心叙词。它们可以帮助我们通向潜意识，揭示我们可能并未意识到的对父母的感受。

完成这样一个书写练习，我们可以有机会撇开已经被理性化、已经被改编了的童年经历。在练习中，我们可以避免理性的审视与筛查，看到我们真实的感受；它也能让我们接触到与父母无意识的连接和忠诚；它还能揭示我们如何排斥父母或其中一方，我们如何沿袭了他们身上我们认为不好的行为。这些叙词是不会撒谎的，因为它们来自我们内心深处的意象，它们在很早以前就形成了，它的存在可能是为了让我们不再受到伤害。

在我们小的时候，我们的身体就像一台记录仪，它记录着我们的感受。这些叙词就是要带我们回到那些感受中去，看到伴随这些感受的意象。这些固定的意象让我们难以前进，因此这些叙词非常重要。

大部分人的意象是充满痛苦的，比如父母没有给予足够的爱，他们得不到自己所需要的等。这些意象会自发地影响我们的生活，形成生活里的某种模式。这些意象往往也不完整，遗漏了某些关键的事实。在这些意象里，到底隐藏了什么创伤性的事件？让它强大到阻碍家庭里爱的流动呢？

现在，来看看你写下的内容。这里面有你一直以来对父母的不满吗？有指责吗？如果有的话，可能你对伴侣或好友的指责会和你对父母的是一样的。通常，我们对父母的不满会投射到伴侣或是反映在好友身上。我们和父母之间未处理好的部分不会自动消失，它们会成为我们日后关系的模板。

如果我们和父母的关系不好，我们的核心叙词就会暴露出我们的不满。在我们不满的时候，内心的平静就会被破坏。我们如果感觉从父母那里（尤其是从母亲那里）得不到满足，那么我们通常会在生活里也得不到满足。

如果我们和父母的关系很亲近，核心叙词就会反映出理解与温暖。当我们对父母感觉良好时，我们也会对生活更加乐观，更相信未来会有美好的事情发生。

有时，我们的核心叙词反映出的感受很复杂。大部分的案例里，人们对自己的父母感觉都不太一样，但通常都会有一个主题或一条主线需要处理，这也正是我们要去寻找的东西。对于有些人来说，父母的行为感觉像是有针对性的攻击或是排斥。下面这对姐妹各自有不同的童年经历，我们来看看她们对母亲的描述：

> 姐姐："孤单、悲伤、沮丧、严厉、暴力、脾气差。"
>
> 妹妹："残忍、报复心强、情感虐待。"

在姐姐的用词里，我们可以看到她的描述几乎是事实陈述性的；而在妹妹的描述里，可以看到她还没有处理好自己的痛苦，因此仍然是用指责、评价性的方式来描述。对于她来说，她感觉母亲就是有意针对她的。她觉得自己被针对，而姐姐只是在陈述事实。一个母亲可以是暴力的，并且脾气也不好，但我们仍然可以和她和平共处。妹妹将母亲看成是有意地针对，显然是无法和母亲和睦相处的。

我们可以想象到这对姐妹的人生会有怎样的不同。尽管她们有同一个母亲，但她们也会对母亲形成自己的看法。就像妹妹那样，她觉得自己的生活是充满残忍和虐待的。她感觉情感被耗尽，得不到支持，在大部分时候感到孤独。

有时，我们会感到对父母其中一方有爱，而对另一方没有。金就是如此，她更爱父亲，并抱怨她的母亲是"充满孩子气的，就像个小女孩。我从不指望她任何事"。相比之下，她对父亲的叙词满是赞扬："父亲太好了。我们可以一起做任何事。我总是能在他那里得到安慰与关心。他早就应该离开妈妈，因为他在她那里根本得不到他需要的爱。"

在金对母亲的怨恨中隐藏的是一种巨大的委屈，还有她希望父亲离开和拒绝母亲，这是她感受到的被辜负的感觉。在金的核心语言里充满了虚无感与疏离感。

当我们意识里的父母双方是抗衡状态时，我们是不接纳自身的存在的，同时也在无意识地撕裂自己。我们忘记了我们一半来自母亲，一半来自父亲。金的不满只会加重她对自我的厌恶和内在的不安。她能摆脱的唯一办法就是自我觉察。

很多人都会一直记得父母对我们做的某件事，认为那件事对我们造成了伤害。我们会让这部分的记忆（不管是否精确）覆盖那些父母对我们好的部分。在身为父母的过程里，总是会无意对孩子造成伤害，这是无法避免的。问题并不在于父母对我们做了什么，而在于我们一直用怎样的视角来看待。一般而言，父母对我们构成的伤害都是无意的。总有一些我们无法从父母那里得到的东西。但是，和父母和睦相处意味着，我们能与我们得到的也能与我们未能得到的和睦相处。当我们这样来看待我们所得到的，我们就能从父母那里获得力量，即使他们并不能总是给我们想要的，但他们也永远只想给我们最好的。

核心叙词通常来自早期的分离

很多人在早期都经历过与母亲的分离，体验过内心的不安，努力寻求平静。下面是经历过早期分离的人通常会有的核心叙词。

> "母亲是冷漠的、疏远的。她从来不抱我。我也完全无法信任她。"
>
> "母亲总是很忙，从来没有把时间放在我身上。"
>
> "母亲和我真的非常亲密，她就像我需要照顾的一个妹妹。"
>
> "我不想成为母亲的负担。"
>
> "我的母亲很疏远，情感很冷漠，并且喜欢批评人。"
>
> "她总是推开我，她不是真的关心我。"
>
> "我们之间真的不存在什么关系。"
>
> "我感觉和外祖母的关系更亲近，她才是那个抚养我的人。"
>
> "我的母亲完全是以自我为中心，她只有她自己。她从来不会对我表现出任何爱。"
>
> "她非常精明，而且喜欢指使人，我和她在一

起感觉不到安全。"

　　"我很怕她，我永远都不知道接下来又会发生什么。"

　　"我和她并不亲近，她一点也没有母爱，不像
个母亲。"

　　"我一点也不想要孩子，在我身上是没有那种
母爱的。"

　　你能听出来在这些核心叙词中隐含的痛苦吗？在第 11 章，我
们会详细探索核心语言中关于分离的部分，以及我们要如何修复和
母亲的关系。

　　需要注意的是，不是所有经历与母亲早期分离的人都会对母
亲不满。通常，母亲都是充满爱的、最值得信任的。有时经历分离
后，孩子开始无意地不再接收到母亲的爱，反而会试着去关爱母
亲，将此作为和母亲建立关系的方式。

　　有时这种分离发生的时间很早，还未能形成认知方面的记忆。
不过，当关系的分离发生时，身体的记忆是会被激活的。我们并不
知道原因，却会感觉到害怕、孤独、麻木、隔离、挫败、毁灭，对
此无能为力。

核心叙词中的情感色彩

　　核心叙词中所包含的情感色彩是一个重要的信号，它反映了

需要疗愈的程度。通常，负性的情感色彩越强，说明这个部分越需要关注。你可以找一些带有强烈情感色彩的词。

下面是一个 27 岁的男人对他酗酒的父亲的描述，我们来感受一下他用词中的情感色彩。

> "我父亲是一个没有用的酒鬼。他就是个白痴、一个完完全全的失败者。他从来都不关照母亲，还有自己的孩子。他虐待母亲，对她施加暴力。我真的一点也看不起他。"

在"酒鬼""没有用""白痴""失败者"这些用词里，你能够感受到这个儿子受到的伤害。他的愤怒和麻木还只是表层的情感，因为愤怒和麻木比悲伤和痛苦更容易感受到。在他的内心深处，无论何时他看到父亲喝酒，他感觉自己就像要崩溃了。

你还能从下面这些词里觉察到他母亲对父亲的感受："他从来都不关照母亲，还有自己的孩子。他虐待母亲，对她施加暴力。"这些词中，"他从来不关照我们"很可能是她母亲说的话。她对丈夫的排斥很可能让儿子也无法去接纳父亲。这个案例里的儿子表面上会对母亲忠诚，但实际上他会分担父亲的困境。他会像父亲一样酗酒，常常对女友发火，直到她离开他，就像他的母亲排斥父亲那样。通过这样的方式，儿子无意里与父亲在无形中建立了连接。他确定自己的生命里也不会比父亲拥有更多。只有到他能修复和父亲的关系，否则他会一直重复着父亲的痛苦。在他父亲回归到他的生活后，他才终于更加自由地去做一些更好的选择。

　　父母中如果有一方被排斥或被看不起，某一个孩子通常也会产生排斥的行为。这样一来，这个孩子会让自己和那个被排斥的一方处于同样的境遇。就像这个孩子说到的："我也将经历这些，这样你就不用独自来承受了。"孩子用这样来表示忠诚，同时也会把痛苦延续到下一代。因为通常而言，创伤不会到这里就结束。

　　我们能够与父母和睦相处是非常重要的。这不仅会给我们带来内在的平静，也会给我们的后代带来安宁。慢慢地软化我们对父母的态度，让以往的模式就这样结束，我们会更可能停止代际创伤的这种无意义重复。最初这可能会看似充满挑战（甚至是不可能的），但我已经一次次地看到修复关系后意想不到的收获，其中包括身体方面、关系方面和工作方面都有了更积极的影响。

转变你对父母的内在意象

　　1. 再看一篇你写的核心叙词，这一次你需要大声读出来。

　　2. 用"元耳"（上一章中提到）听一听，你听到什么新的内容吗？

　　3. 这些词里是否表达了你对父母还没有处理好的感受？

　　4. 在你读这些叙词时，感受一下你的身体。你的身体是紧张还是放松的？你的呼吸呢？是通畅的还是困难的？

　　5. 觉察你自身有无任何想要转变的感觉。

　　核心叙词是重建与父母关系中非常重要的一步。不管你的父母是否还在世都没有关系，只要你能解读你的核心叙词，那些对父母消极的感受、态度和评判最后都可以改变。需要记住的是，核心叙词里最具情感色彩的地方，就是你的创伤最深的地方。深层的悲伤往往会隐藏在一些愤怒的表达之中。悲伤并不会伤害你，但愤怒可能是会让你受伤的。

　　你对父母的意象会影响到你生活的状态。令人欣慰的是，一旦我们揭示出内在的意象，它就能够发生改变。你无法改变你的父母，但是你可以改变自己内在对他们的看法和感受。

核 心 语 句

It Didn't Start with You

> 在你害怕进入的洞穴里,往往有你一直在寻求的宝藏。
>
> ——约瑟夫·坎贝尔(Joseph Campbell)

如果你一直在某种恐惧或失眠里挣扎,或是被恐慌或强迫性的想法折磨,你清楚地知道这种感觉就像是你被囚禁在自己的世界里。然而并没有任何的审判,你内心最艰难的时刻(持续的焦虑、无力的感觉、疲乏的身体)仿佛被判了无期徒刑。恐惧与焦灼吞噬着你的世界,让你渐渐失去生命力,限制你前进的脚步,让你看不到未来。这样活着实在是让人筋疲力尽。

然而,找到出路远比你想的简单。你只需要在不同的"生命语句"上"花一点时间",这些语句是你最深处的恐惧创造的。它们可能在你还是个小孩时就存在了。无论是大声说出来，还是轻声默读，这些语句都会加深你的绝望感。可是同时，它们也能够帮你逃脱牢笼，进入一个新的世界，获得理解与解决方法。这些语句就叫作你的**"核心语句"**。如果说核心语言地图是定位宝藏的工具，那么核心语句就是你到达后所找到的钻石。

寻找你的核心语句

在我们进一步深入之前，先来回答下面的问题并写下你的答案：你最深层的恐惧，最害怕发生的事情是什么？它可能是你一直以来的一种恐惧或是感觉。你可能觉得自己生来就有这样的感觉。下面再问一次这个问题，用一种更缓和的方式：如果你的生活面临崩溃，事情会开始变得很糟糕，什么是你最害怕的呢？你最害怕发生的事是什么？写下你的答案。

书写练习 6：识别你的核心语句

我最深层的恐惧，最害怕发生的事是……

你写下的内容正是你的核心语句，在你写完之前先不要去读它。也许你的核心语句以"我"开头：

"我将失去一切。"

也许它以"他们"开头：

"他们会毁了我。"

也许它以"我的"开头：

"我的孩子／家人／妻子／丈夫将离开我。"

核心语句也能以很多其他的词开头。

现在，我们进行得更深入一些，再来回答一次相同的问题。这次，不要带有任何的评判。写下你所能想到的全部。回答这个问题会开启一个自我探索的过程，这个过程会在后面不断地加深。

书写练习 7：调整你的核心语句

在我身上可能发生最糟糕的事情是……

"我会……"

"他们会……"

"我将……"

"我的孩子／家人／妻子／丈夫将……"

现在看看你写下的内容。如果你认为你已经全部写完了，再问自己一个问题：如果你最害怕的发生了，之后会怎样呢？最糟糕的部分会是什么？"

例如，如果你写下的是"我会死掉"，接下来进一步去想，"如果真的发生了，那最糟糕的会是什么？"

"家庭中再也没有我了。"

下面再更进一步。"接下来最糟糕的会是什么呢？"

"他们将遗忘我。"

你能感觉到"他们将遗忘我"比之前两个句子有更多的含义吗？

再用一些的时间来集中关注与深化核心语句中表现出的情感。

书写练习 8：深化你的核心语句

我真的极为害怕的是……

现在，我们再看看你所写的内容。你的核心语句可能有三四个词，也可能是五六个词。就像我们之前提到的，它通常会以"我"或"他们"开头，不过也可以是其他词。通常，它会是现在时或未来时，仿佛是目前正在发生的或是将来会发生的。这些词似乎与你共生。当你大声地说出它们时，你的身体会产生强烈的共鸣。当核心语句被击中时，它是像敲击一块水晶一样发出"Ping"的声音，而不是敲击木头时"砰"的声音。核心语句听着是这样的：

"我一直都很孤单。"

"他们排挤我。"

"他们离开了我。"

"我让他们失望了。"

"我会失去一切。"

"我要崩溃了。"

"这都是我的错。"

"他们抛弃了我。"

"他们背叛了我。"

"他们羞辱我。"

"我快要疯了。"

"我会伤害我的孩子。"

"我将会失去我的家庭。"

"我将失控。"

"我会把事情做得很糟糕。"

"我会伤害到别人。"

"我不配再活下去。"

"我会被人记恨。"

"我会自杀。"

"他们会把我关起来。"

"他们会扔下我不管。"

"这一切永远都不会结束。"

润色你的核心语句

这是更进一步的练习。如果你写下的句子是"我一直都很孤单"，这个过程就像是在钟表盘上一点点地拨动指针，我们要找到核心语句发出最高频率的声响。

例如，你的核心语句是"我一直都很孤单"，还是更像"他们离开了我"？是"他们离开了我"，还是更像"他们排挤我"或"他们抛弃了我"？

用同样的方式反复地确定你的表达，你要确认这是最贴合你内心感觉的声音。保持这样的确认。你的核心语句更像"他们抛弃了我"，还是更像"我被抛弃了"？你的身体能够感应它们在内部的振动，因而会知道哪个词更贴切。当我们在核心语句里找到正确的用词时，一般都会带来一些身体反应（通常是焦虑或沉重感）。

找到核心语句的其他方法

如果你尝试写下你的核心语句，可是发现什么也想不到，那么问问自己下面的问题：在他人身上会发生的最糟糕的事是什么呢？是别人，而不是你自己。可能你会想起来某件发生在别人身上，而过去你并不知道的事情；或者是你清楚记得的发生在别人身上的事。他们都发生了什么？你记住的内容非常重要，它可能与你自己有关。

很多时候，其他人的遭遇会反映出我们自身的恐惧。我们周遭许多的不幸里，我们总会与那些能拨动我们心弦的事件产生共鸣，或者说得更精确些，是拨动家庭的核心。这就是通往家庭内部的秘密之门。在人们身上所发生的不幸之中，最能够让我们感觉不舒服的可能就是与家庭里创伤事件紧密相关的。它可能也会让我们想起自己经历的创伤。当我们对他人的不幸产生共鸣时，通常我们自身也在某种程度上经历了这种不幸。

这甚至可以成为找到你的核心语句的另一种方法。想一想，在书、电影或是戏剧里深深触动你的那一幕，哪一部分是最打动你的？例如，你是否对故事里没有母亲而一直感到孤单的孩子产生了共鸣？你看到故事里哪个部分时最为激动呢？是母亲离开孩子吗？还是孩子非常孤单，没有人来照顾他们？

两个人可以同时对这样一个故事产生共鸣，但一个人可能是为母亲离开了孩子而触动，而另一个人可能更多的是因为那些孩子得不到照顾。我们来看第一个人（为母亲离开了孩子而触动）的家庭，在她的家庭里，我们很可能会找到一个人离开或是遗弃了一个孩子，这个人可能是她的母亲、她的外祖母，也可能是她自己。在她的家庭里可能一直有一种未被意识到的内疚感。然而，对于第二个人而言，影响他们家庭的可能是被抛弃的孩子所拥有的痛苦。在书、电影和戏剧里能激起我们情感的那些部分，它们就像暴风雨一般猛烈地摇动着隐藏在家庭之树中的精美果实。

从新的经历中找到你家庭中的经历

自帕姆记事起，她一直都很害怕有陌生人会闯入家里，用暴力行为伤害她。直到最近，这种害怕像是来自远处机器发出的嗡嗡声，一直在她脑海里盘旋。之后她在报纸上看到一个事件，是说她所在城市的一个索马里男孩被一帮人给击毙了。现在她更加害怕了，她的体内像是有一种恐慌在涌动。帕姆觉得自己要崩溃了，她说那种感觉就像自己游离在身体之外。

"他只是个孩子。"她说，"他那么无辜。他只是刚好在错误的时间去了一个错误的地方。他们夺走了他的生命、他的尊严，是他们害了他。"

帕姆没有想到的是，她还想起了母亲的哥哥沃尔特。沃尔特在 11 岁时就去世了，帕姆只在很小的时候听家里人说起过，其他时候大家都很少说起他。虽然从未得到证实，但家庭里涉嫌一起谋杀。邻居家的小孩经常取笑沃尔特，一天他们在他房子外的一口被废弃的矿井里发现了他的尸体。他要么是跌下去的，要么是被推下去的，之后便在里面死去了。当他们发现他的尸体时，已经过去了好几天。这些孩子受到惊吓便跑开了。沃尔特就是"在错误的时间里去了一个错误的地方"。

诞生于战争中的核心语句

如果我们有家人在战争中受难、丧生，我们会继承一种对危险的创伤。这不是指我们有意地强加联系，重演过去多年的创伤，而是说我们会遗传那种恐惧（被绑架、被迫离开家、被谋杀等），仿佛这种恐惧就是我们自身的。

帕克是一个 8 岁的柬埔寨小男孩，他粗暴、爱打闹，不过从来不知道自己的祖父被红色高棉（20 世纪 70 年代柬埔寨国内的一支政治和武装力量）杀害了。祖父被指控是美国中情局的间谍，那些人用一把长柄镰刀（一种像弯刀一样的农用工具）来胁迫他。帕克的父母瑞斯和西塔（屠杀中第一代幸存者）为他寻求帮助，而帕克的头部已经多次受伤。他们说话有礼貌且轻柔，看起来背负着重大的压力，仿佛有什么将他们关联的事情要把他们压垮了。他们用不太流利的英语说道，他们离开柬埔寨时才十几岁，大屠杀结束差不多 10 年后，他们搬去了洛杉矶，并生下了他们的儿子（也是他们唯一的孩子）。帕克现在 8 岁了，他经历过多次脑震荡。他的父亲瑞斯解释说，帕克似乎总会故意头朝前跑向墙或是铁棒之类的东西。帕克每天还会拿衣架"玩"，他会用衣架来打地板和沙发，大喊着"杀，杀"。这个男孩时常出现的行为其实是在重复祖父被杀害的经历。帕克的核心语言不仅是出现在"杀"这样的语言里，还表现于两种破坏性的肢体行为中。通过"玩"衣架，他是在重复着杀害者最终的致命一击；通过弄伤自己的头部，他是在重演着祖父经历头部的受伤。

很多家庭都会经历不幸，人们会选择埋葬过去。父母总是认为，不要让孩子承受这些不必要的伤痛是最好的，因此他们总是选择紧闭双唇（通往过去的大门），对过去沉默。他们认为孩子知道得越少，就越是对孩子的一种保护，可以将他们与过去更好地隔离开。帕克对大屠杀、祖父的死，对一切不好的事情一无所知，并且实际上，他还被告知祖母的第二任丈夫才是他真正的祖父。

不幸的是，隐藏过去对保护下一代是没有用的。那些被隐藏起来的部分从不会消失，相反，它还会通过孩子的行为与症状重现。

向瑞斯和西塔说明这些概念并不容易。因为过去就像是蒙上了文化的面纱，一切关于屠杀的讨论都被禁止了。西塔说："我们只能向前看，而不能回头看了。"瑞斯也说："我们能够活下来，现在能生活在美国，已经很幸运了。"直到我向他们解释过去的一切是怎样在帕克身上重现的，他们才决定采取些行动。

"回去告诉帕克关于你父亲的事情，"我对瑞斯说，"告诉他，你多爱你的父亲，你一直是多么想念他。放一张你父亲的相片（他真正的祖父）在他的床头，告诉他，你的父亲会保护他，并且在他睡着时会为他的头祈祷。让他产生一个这样的意象，即有了你父亲的保佑，他的头就不会再受伤了。"

让人们明白最后的这一步是最为困难的。在我看来，帕克不仅需要对祖父产生认同，也要接纳残忍的杀害者的存在。我对西塔和瑞斯解释说，那些伤害我们家人的人是如何被纳入到家庭机制中的，他们不在我们觉察之中时，我们也可以对他们产生认同。我还解释到，行凶者的孩子和受害者也会承受一样的痛苦，我们需要对涉及在内的所有人都保持善意。进一步而言，当我们为那些伤害我们家人的人祈祷，也为我们受到伤害的人祈祷时，这能够帮助我们的孩子，也能帮助到他们的孩子。西塔和瑞斯明白了我所说的。作为佛教信徒，他们说会带帕克去寺院的宝塔（柬埔寨寺庙），给瑞斯及杀害他的人焚香，这样他们的后代都可以得到解脱。他们去了寺庙，也在把照片放在床头 3 周以后，帕克拿着衣架给西塔说："妈妈，我再也不需要玩这个了。"

沉默的家庭之痛

你之前在书里了解到的格雷琴，她的外祖母在奥斯维辛的杀害里独自存活了下来。格雷琴继承了外祖母的痛苦，因为外祖母独自幸存，她一生就像幽灵一般飘荡着，她的后代在她的身边如履薄冰，害怕让她进一步受到伤害。

你不能和她谈及她逝去的家人。她的目光会变得呆滞，脸颊的颜色会褪去。最好就是让她跳过那段记忆。可能外祖母无意中想象她的家人一样死去。在两代后，格雷琴承担起了这些感受，并且有了想和外祖母的家人一样被焚尽的意象。

格雷琴的核心语句："我快要熔化了。我的身体马上就将化为灰烬。"

只要她一意识到她和外祖母的创伤缠绕在一起，她就能拥有一个理解当前感受的合理情境。我让她闭上眼睛，想象外祖母还有所有的她不认识的犹太家庭成员轻柔地抱着她。在这样一个让她舒服的想象中，格雷琴说自己感觉很平静，这是一种她从未有过的感觉。她认识到她想要熔化自己的想法是来自过去那些有此遭遇的家人。就在那一刻，她想要自杀的冲动没有了，她也不再感觉自己想放弃生命。

然而，格雷琴对外祖母产生认同，她也对杀害外祖母家人的行凶者产生了认同。因为她想自杀的这种想法，就是无意地在重演着行凶者的行为。这种对行凶者的认同并不罕见，当家里有人出现暴力行为时就要考虑这种可能性。

囚禁于恐惧之中

每当到一个新的地方，史蒂夫都会充满恐慌。无论是他进到一个新的建筑，尝试一个新的餐厅，或是去一个新的小镇上旅行，只要他置身于不熟悉的地方时，他都会开始游离。他说那种感觉就像是"失去知觉"，并且感觉有一种"头脑一片空白"的晕眩，"天空好像逐渐对他关上了。"伴随这些感觉而来的还有他反复经历的心跳加速和猛烈地出汗。他回想自己的童年，并没有什么事情会给他带来这样强烈的恐惧。为了让他感觉安全一些，他的妻子和孩子都和他一起一直待在固定熟悉的地方。他们的生活里没有度假，没有新的餐厅，也没有任何惊喜。

史蒂夫的核心语句："我将消失，我将被彻底摧毁。"

当我们探索史蒂夫的家庭经历时，我们揭开了他缺乏安全感的根源。他的家人中有74个人在大屠杀中丧生。他们逐一地被迫离开他熟悉的环境（他们几乎生活一辈子的地方），被带到一个"新的地方"——集中营，在那里有组织地被杀害。一旦史蒂夫认识到这之间的联系，他就明白了限制自己生活的恐慌感所在。在一阶段的咨询后，恐惧消散了。史蒂夫建立了新的内在意象，他的家人都很平静，并且祝福他能获得自由。史蒂夫打开了过去日子布满铁丝的大门，步入了充满探索和冒险的新生活。

与史蒂夫相似的，是琳达也一直感到恐慌，这使她很不安。她使自己囚禁在恐慌的牢笼里。"这个世界是不安全的，"她说，"你需要隐藏你自己的身份。如果他们知道了你太多的信息，就会伤害你。"从她记事起，她就梦到被陌生人绑架。在她小的时候，她记得自己从来都不愿意在朋友家过夜。甚至到现在，她已经 40 岁了，她几乎哪里都不去。琳达和史蒂夫一样，被囚禁在恐惧之中，她也找不到自己童年有任何与此相关的事。

当问到她的家族史时，她记得小时候听过关于祖母姐姐的事情，祖母的姐姐是死于大屠杀中的。进一步了解中发现，她的姨婆藏在邻居的家里，直到某个外来的人发现了她是犹太人。姨婆之后就被"陌生人绑架了"，也就是纳粹党人，之后被扔在沟里击毙了。

琳达的核心语句："这个世界是不安全的。你需要隐藏自己的身份。人们会伤害你。"

将她的核心语言和姨婆的遭遇进行对比后，琳达现在明白了自己恐惧的来源。她想象自己和姨婆进行了对话，姨婆会保护她，让她感到安全。在这个新的意象里，琳达感觉自己抛开了那些来自姨婆的恐惧。

很多人的家人并没有经历大屠杀或是在大屠杀中丧生等战争遗留下的伤害，那些暴力、谋杀、强奸、压迫、流放、迁徙……所有我们先辈们经历的创伤都会带来恐惧与焦灼，而我们会认为那是源于我们自己的。我们的核心语句是一个线索，它能帮我们找到我们的感受中哪些是来自过去的。

探索核心语句的根源

核心语句通常会唤起恐惧的感知。仅仅只是将那些词读出声，我们就会发现自己有强烈的身体反应。很多人反映，当他们读出核心语句时，那种感觉会在体内层层迭起。这是因为，核心语句来自那些未处理的创伤。那么，问题在于，它们不来自我们，那来自谁呢？

我们可能是会说出核心语句并承受恐惧的人，但恐惧的真正来源要追溯到很久以前发生的事件，甚至是我们还没有出生的时候。我们关心的问题，就是最初的恐惧到底属于谁呢？

对着自己说出你的核心语句。从内部去倾听它，感受它给带给你内部感觉的变化。花一些时间想象一下，这些词可能属于谁。你甚至可能会想再一次写下你的核心语句，看看这些在你面前的词。用心听一听，这些话可能是经历重大创伤的某个人说的，可能是带着深深的愧疚或悲痛的人说的，也许是在暴力或悔恨中死去的某个人说的，又或者是生活在空虚与绝望里的人说的。说话的人可能是你的母亲，或者是你的父亲。它可能属于你的祖母或祖父，也可能是你的哥哥姐姐，或者叔叔婶婶。而现在，它与你共存了。

核心语句就像是一些居无定所的漂泊者，尤其是像不断推销的人，他们一扇门一扇门地敲，直到有人让他们进去。不过允许他们进来的人也是整个家庭中的人，并且允许往往是无意识的。

我们无意承担了要处理家庭过去创伤的责任。在这个过程里，你可能会分担祖母未完成的伤痛，可能是她的母亲（丈夫或孩子）的去世。祖母觉得"我失去了一切"，这种想法也会住进你的心里，你也会害怕自己将会失去一切。

这些语句会影响你认识自己的方式，它们会影响你做出的选择，还会影响你的大脑和身体对这个世界做出的回应。想象一下，当你的理想伴侣提出求婚时，"他将会离开我"这一无意识的想法会带来怎样的影响？或者试着想象，一个处于复杂身心状态下的准妈妈想着"我会伤害我的孩子"，这又会产生怎样的影响？

再听听你核心语句中的话，大声地读出它们。你确定这是你自己说的话吗？在你的家庭里，有没有人可能因某种原因有类似的感受？

想一想你的父母、你的祖父母。他们有经历过什么伤痛直到现在也不愿提起吗？他们有没有失去过刚出生的孩子，或是在怀孕过程中流产了？在他们年轻时是否被至爱抛弃过？或是失去了父母或兄弟姐妹？他们有因伤害了某人而感到愧疚吗？他们有因某事而自责吗？

如果什么都没有想到的话，你可能需要再往前一代回顾，也就是你的曾祖父母那一代，或者是你的叔叔婶婶。

扎克追溯了两代人，才最终找到了答案。他庆幸自己还活着。

在多次尝试自杀后，他最后决定在家庭的过去寻找答案。

扎克的核心语句从他记事起一直伴随着他。在他还很小的时候，他就感觉自己不应该活着。他说自己生来就是应该去死的。

扎克的核心语句："我应该去死。"

正因如此，扎克在年龄达到时就去参军，打算战死沙场。事情没有想得那么容易。作为步兵，他会装备好站在前线，以此来达到他的目的。他努力地参与训练，他会成为一个英雄，完成许多艰巨的任务，他会光荣地为国牺牲。

但是扎克的计划失败了。他所在的部队没有进行部署，他们仍留在国家内。扎克不敢相信自己的计划竟然失败了。他擅离职守，立刻将第二个死亡计划付诸实践。他在公路上高速行驶，州警察一定会让他把车停在路边。他认真地计划着这一切。他会下车去夺警察的枪，一切很快就会都结束了。警察会被迫枪击他，这样扎克就死了。他就像计划的那样在路上高速行驶。而命运再次逆转，什么都没有发生。没有州警察出现，没有枪击，也没有死亡。

扎克不甘心，直接开去了华盛顿，他认为自己的第三个计划一定不会再失败了。他打算在白宫的防护栏前下车，拿一把玩具枪冲向总统的办公室。他想在他往里冲时一定会被特警击毙。但是命运再次逆转。当他到达宾夕法尼亚大道时，防护栏周围被特警很好地保护了起来，他根本无法靠近。

扎克心中又产生了一个自杀计划，但这一个并未付诸实践。他打算参加一场政治集会，在领导者演讲时，他打算挥舞手中的玩具枪并瞄准领导者。他想特警一定会击毙他。之后他突然冷静了下来，在拥挤的人群里，他可能只会被打到地上，之后在监狱里度过余生。他感到很绝望，所以前来寻求帮助。

在扎克这个案例里，你在他每次的计划中听出共有的一种思路了吗？

他每次的自杀计划中，如果成功的话，他都是被某个保卫国家的人击毙的。可是在扎克度过的 20 年里，并没有做什么会遭此惩罚的事情。他从没有伤害过任何人，也没有什么愧疚感，也不为某人的痛苦而自责。

因为谁需要扎克去死呢？更准确来说，家里究竟是谁要为自己所做的事被枪毙呢？

因此，我们一起追溯了扎克的家族史。扎克的核心语句点亮了方向。从扎克的核心怨言，我们得到了下面三个过渡问题。

扎克的过渡问题：

1. 你的家庭中有人犯罪却没有被惩罚吗？
2. 谁因为自己做的某事而应该被枪毙吗？
3. 家庭里有谁被枪毙了，而家人却没有进行哀悼？

前两个问题中任意一个其实就可以找到答案了。第一个问题就让扎克想起了小时候听到的一次对话。扎克的外祖父（他母亲的父亲）是墨索里尼内阁的高级官员，他负责裁决很多人的生死。在意大利的战争结束后，他编造虚假的文件，改变自己的身份，并逃去了美国。内阁中的很多人都被围捕起来，被行刑队击毙了。外祖父逃脱了原本的命运，他是幸运的，或者说这是他意料中的。但是他不知道的是，他的命运传递给了家庭里第一个出生的男孩，也就是他的外孙。

正如我们正在第3章中学习的，海灵格提出，我们每个人都各自为自己的命运负责，每个人也都要独自承担命运的结果。如果我们避免、排斥或逃脱了自己的命运，家庭中的其他人会在自己的生活里付出代价。

扎克就试图为曾祖父的罪过付出代价。这是有代价的继承，而扎克并没有意识到自己在这么做。他认为自己想要被击毙的念头是源于自己。他认为自己生来就有缺陷，一切不过就应该如此。他从没有想过家庭会对自己带来这么深的影响。他也从没有把两者联系起来。

"你是说不是我需要去死？"扎克非常吃惊，"你的意思是我不是必须得去死吗？"

扎克的外祖父逃脱了行刑队对死刑的执行，但他从未能平衡自己造成的死亡。两代过后，扎克甚至用自己的生活开始赎罪。这是不公平的，但它的确发生了，而且扎克几乎就要成功了。

但扎克是可以摆脱这种感受的，他只要找一个足够大的地方来安放这些感受，这些需要去死的念头。这是第一次，他与不属于自己的感受分离开来，曾经只在内部的部分现在开始浮现了出来。

当过去的感受再出现时，扎克已经有了一个有意识的计划。他会想象自己看到了外祖父，他会对外祖父尊敬地鞠躬。他会听到外祖父告诉他，需要去死的想法是属于外祖父自己的，他会处理好，扎克只要保持吸气呼气，慢慢变得平静。扎克想象外祖父来生会善待他曾伤害过的人。现在扎克内在的意象中，所有的画面都变得和谐而平静。

就像扎克一样，你可能从未把自己目前的问题和你家庭里的创伤事件联系在一起。现在，跟着扎克的核心语句一起，你也可以用这个办法来帮助自己。一遍一遍地说出你的核心语句。现在问自己两个问题：你确定恐惧是来自你自己的吗？家庭里有人因某种愿意会有类似感受吗？

即使你不了解家庭中过去的任何信息，疗愈的过程也会十分清晰。因为你已经完成了最难的部分：与你最深的恐惧分离。尽管你可能有恐惧的感受，但恐惧本身可能源于你出生前的某个创伤事件，这个事件可能是你父母的一方所经历的。尽管你不知道那是什么，你也可以知道它就在那里，你可以感受到它。

感谢核心语句背后的家人

1. 如果你很清楚地知道核心语句中的恐惧来自谁，现在开始想象那个人的样子。

2. 如果你并不知道这个人是谁，现在闭上你的眼睛。想象在你的家庭里，有个人可能有类似的情感。他（她）可能是你的叔叔、你的祖母，甚至是你从没见过的某个同父异母（异父同母）的哥哥或姐姐。你不是一定要知道这个人是谁。他（她）

可能是与你有血缘关系的人，也可能是伤害了你的家人或被你的家人所伤害的某个人。

3. 在你的核心语句背后有一个创伤事件，想象与这个事件相关的人。你甚至不需要知道这件事是什么。

4. 现在低下你的头，张开你的嘴巴进行深呼吸。

5. 告诉这个人或者是这些人，你很尊重他们，还有在他们身上所发生的一切。告诉他们，他们不会被遗忘，人们会怀着爱想起他们。

6. 想象他们处于平静中。

7. 感受他们为你祝福，希望你有更完整的生活。在你每次吸气时，感受他们想要给你的身体带来舒适的感觉。在你呼气时，感受核心语句里那种强烈的情绪正在离开你的身体；感觉恐惧正在消散，仿佛调节恐惧强度的指针转向了零。

8. 用几分钟的时间来完成以上练习，直到你的身体变得平静。

你的核心语句：改变恐惧的方法

你在这本书学习的所有核心语言工具中，核心语句（描述你深层恐惧的话）是揭示未处理的家庭创伤最直接的方法。它不仅会带你找到恐惧的根源，还会使你和未处理的家庭创伤中积淀的感受建立连接，而这些感受可能原本就一直住在你的身体里。当我们能够看到根源是什么时，恐惧也会开始消散。下面是核心语句的十个关键特性。

核心语句：十个关键特性

1. 它通常与家族史或童年的创伤有关。

2. 它通常以"我"或"他们"这样的句子开头。

3. 虽然它其中的感情很强烈，但它的字数并不多。

4. 它包含了强烈的情绪色彩，这来自你最深层的恐惧。

5. 当你读出它的时候，它会带来身体反应。

6. 它能够提取在创伤中"遗失的语言"，并且找到这语言源于哪里。

7. 它可以修复不完整的创伤记忆。

8. 它能够带给你一个合理的情境，使你能够理解你一直体验着的情绪、感知及症状。

9. 它只针对原因，而非症状。

10. 在你读出它时，它能够让你从过去解脱。

在下一章中，你会开始学习建构你的家谱，帮助你找到与你的核心语句关联的核心创伤。在我们进入下一章之前，我们再来构建一次你的核心语言地图。

书写练习 9：构建你的核心语言地图

1. 写下你的核心怨言。例如，玛丽的哥哥胎死腹中，他从来没有自己的名字，也没有被谈起，她的核心怨言是：

- "我感到格格不入，没有归属感。我感觉自己是透明的，没有人会看到我。我觉得自己旁观着这一切，却从未融入其中。"

2. 写下你对母亲和父亲的核心叙词。下面是玛丽的核心叙词：

- "妈妈是善良的、脆弱的、关心人的、抑郁的，她似乎总是心不在焉并且很空虚的样子。我心里怪她一直让我感受不到她在。我感觉自己还得照顾她。"
- "爸爸是有趣的，也是孤独的，总是感觉他离我很远，忙于工作。我责怪他不能在我身边。"

3. 写下你的核心语句——你最深层的恐惧。下面是玛丽的核心语句：

- "我总是感到孤单，一直被忽略。"

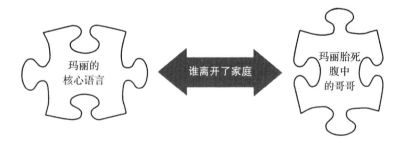

你现在已经收齐了所有你需要的核心语言，下面是最后一步，如何揭示你家庭中的核心创伤。

第 9 章

核心创伤

残暴……它拒绝被历史掩埋……在民间智慧中有这样一些灵魂，它们直到自己的故事为后人知晓才得以安息。

——朱迪丝·赫尔曼 (Judith Herman)
《创伤与修复》(*Trauma and Recovery*)

当我们把核心语言地图所有的部分拼凑起来会发现，到目前为止，我们已经学习了从核心怨言中提取核心语言的精髓，如何分析核心叙词，还有我们用来形容父母的词汇又是怎样表达出比它们本身更多的含义的。我们还了解了那些代表我们最深层恐惧的语句，也就是我们的核心语句，它们能够引导我们追溯家庭经历过的创伤。下面我们需要学习的最后一件事，就是怎样搭建起来通往我们核心创伤（我们自身童年或家族史中未处理的创伤）的桥梁。

核心语言地图中的四项工具依次是：核心怨言、核心叙词、核心语句与核心创伤。揭示核心创伤的方法有两种，一种是画家谱图，另一种是通过过渡问题来寻找。

过渡问题

正如上一章介绍的扎克的案例一样，找到核心创伤的方法之一就是询问过渡问题。一个过渡问题会让我们想到家庭中的某个人，而我们的核心语句可能也由他（她）而来。当我们的核心语句源自过去的一代，若我们能找到它真正的归属（主人），不仅会为我们自己，也会给我们的孩子带来真正的平静与释怀。

扎克的案例中，过渡问题是："你的家庭中谁犯了罪而从没有因此受到惩罚？"这将我们指向他的外祖父，墨索里尼内阁一位非常有权力的官员，他伤害过许多人。而正如你能够想到的，扎克的家人几乎都不会说起他外祖父在战争期间所犯下的罪行。

简而言之，过渡问题就是将现在与过去连接起来的问题。挖掘你自身最深层恐惧的那种感受，这能够使你找到家族中有理由和你有同样感受的人。

例如，如果你的深层恐惧是你可能"会伤害一个孩子"，将这种恐惧转换成一个问题。想一想所有与此关联的事物，它能够通过恐惧来表达，并由家庭的后代承担。

恐惧："我会伤害一个孩子。"

过渡问题举例：

- 在你的家庭中，谁有可能会因为伤害某个孩子或是没有保护好其安全而自责？
- 谁可能会为某个孩子的去世而承担责任？
- 谁可能会因为某个伤害到孩子的举动或决定而内疚？
- 在你的家庭里，有哪个孩子受到了伤害／忽视／遗弃／虐待吗？

一个或是更多这样的问题可能能够带你找到恐惧的源头。不过，这个源头可能不会总是能找到。有很多家长把家庭的过去牢牢地封锁了起来，这样一来，我们永远地失去了有价值的信息。

当人们深感痛苦时，他们通常会用逃避的方式来使自己减少痛苦。他们认为用这样的方式，就能够保护自己还有他们的孩子。实际上，忽视痛苦只会让痛苦更深。通常，那些藏在视线之外的会进一步加强。对家庭的创伤保持沉默不是治愈创伤的好方法，因为痛苦在以后还会再次出现，通常会体现为后代的恐惧这种形式。

即使你还没有了解到你的家庭究竟发生了什么，你依然可以继续完善你的核心语言地图。你的核心语句会为你提供线索，帮助你走向找到核心创伤的方向。尽管有些具体细节会出现空缺或遗失，但你的过渡问题可以把这些部分都连接起来。

莉莎的故事

莉莎说她自己是一个对孩子过度保护的母亲。她总是很担心自己的孩子会发生什么不好的事情，因此从来不让他们离开自己的视线。尽管她的三个孩子中没有哪一个经历过什么重大的事件，她也一直被脑海中的核心语句所缠绕着，"我的孩子会死掉。"莉莎对家族史几乎没有什么了解，不过当她跟随着核心语句带来的恐惧感，她问了自己下面这些过渡问题：

家庭中有谁的孩子去世了吗？

家庭中有谁没能保护孩子的安全吗？

莉莎唯一知道的就是她的外祖母当初从乌克兰的喀尔巴阡山区逃到美国，那时经历着饥荒，而她的外祖父母从来没有说过他们承受过的苦难。知道的孩子也从来不会问起。

莉莎的母亲是所有孩子中年龄最小的，也是唯一一个在美国出生的。尽管她的母亲并不能十分确定，但她怀疑有些孩子在那次逃离过程中没有存活下来。仅仅只是了解到这些信息，莉莎已经可以更多地理解她现在所承受的痛苦了。她认识到，"我的孩子会死掉"这一核心语句很可能来自于她的外祖母。建立起这样的连接后，莉莎的恐惧很快就降低了不少。她终于能够更少地去担心，而是更多地享受与孩子在一起了。

当你问出过渡问题后，你可能会面对家庭中没有完全处理好的创伤事件。你可能会发现自己要面对家庭中某个遭受过痛苦的人，而你可能正承担着他们的痛苦。

书写练习 10：从你的核心语句中找到过渡问题

我的核心语句：

我的过渡问题：

　　过渡问题是探索家庭中未处理创伤的一种方法，画出你的家谱图，在纸上建立起家谱图是另一种方法。

家谱图

　　家谱图指的是一种体现家族关系的二维视觉表征图，下面是制作你的家谱图的步骤。

　　1. 回顾你家庭内三代到四代的人，列出一张图表，其中包括你的父母、祖父母、曾祖父母、兄弟姐妹、叔叔婶婶等。你不用再回顾到曾祖父母这一辈之前的人。用方框来表示男性，圆圈表示女性，由此来制作你的家谱图（见步骤三的图 9-1）。你可以用线来表示家谱图的分支，体现他们分别属于哪一代人。同时列出你的父母、祖父母和曾祖父他们的孩子。你不必列出叔叔婶婶或兄弟姐妹的孩子，不过你能够列出来也很好。

　　2. 下面写下每个家庭成员（用方框或圆圈表示的）

他们所经历的重大创伤或是命运中的挫折。如果你的
父母仍在世，你也许可以问一问他们都了解些什么。
不用担心是否有些你没有充分了解到的信息，不管你
了解到了什么都很好。创伤事件包括：有人过早离
世吗？有人被家庭遗弃、疏远或是驱逐在外吗？有谁
是被领养的吗，或是有谁把孩子送去领养了吗？有谁
死于分娩吗？有谁经历了流产或是堕胎？有谁自杀了
吗？有谁犯罪了吗？谁经历过重大的创伤吗？有谁在
战争时期经历了苦难吗？有谁死于或经历了大屠杀？
有谁被谋杀了吗？有谁谋杀过别人吗？有谁感到自己
对某人的死亡或不幸是有责任的？

（这些问题非常重要。如果你家庭中的某个人伤
害或谋杀了他人，把这个人也列入你的家谱图中。你
的家庭成员伤害的这个人必须包括进来，因为他们
现在是你的家庭机制中的一部分，你也会对他产生认
同。同样，也要列出伤害了你家人的人，因为你也会
无意识对这个人产生认同。）

下面我们继续。有谁从他人的丧失中获得了好
处吗？有谁因某事被错误指控吗？有谁进过监狱或精
神病院吗？有谁有过生理、情绪或是心理方面的障碍
吗？父母或是祖父母在结婚之前有过重要的亲密关系
吗，那么又发生了什么呢？列出你的父母或祖父母之
前有过的伴侣。列出你认为可能深受伤害或是伤害了

别人的其他任何人。

3. 在家谱图的最上方，写下你的核心语句。现在，看看你家谱图中的每个人。他们之中，谁可能因为某种原因和你有同样的感受？这个人可能会是你的母亲或你的父亲，尤其是他们之中某个人可能有过悲惨的经历或是受到过他人的伤害。这个人也可能是你祖母的姐妹，她曾进过精神病院，或者是你的哥哥，他在母亲有你之前被流产了。通常，这个人是你家庭中很少谈起的人。

看一看下面这个例子，这幅家谱图为我们讲述了关于艾莉的故事，她一直在与面临抓狂的状态做斗争。直到艾莉在她的家谱图中构建了与母亲的连接，她才找到恐惧的根源。

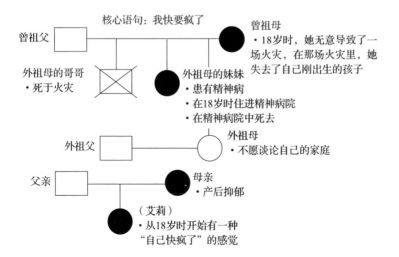

在家谱图中，很容易就能看到近乎抓狂的状态并不是来自艾莉这一代人。艾莉的姨婆在 18 岁时进了精神病院，之后在那里孤独地死去，并且被遗忘了。家庭中没有人再提起过她的名字，或讲过关于她的事情。艾莉甚至从来都不知道她的外祖母还有兄弟姐妹，她还是在反复地追问中才了解到这些信息的。

有意思的是，姨婆进到州立精神病院时是 18 岁，这和曾外祖母因火灾导致失去了刚出生的孩子那时的年纪是一样的。当艾莉从三代人来理解，她就能对一直以来的情况产生新的认识了。姨婆那种抓狂的感受从何而来？更重要的是，到底是什么事情让艾莉感受着同样的这种恐惧，从而追溯到最开始呢？当制作好了家谱图，关于艾莉家庭中令人不解的部分也会开始变得清晰。

对于艾莉而言，那种对"发疯"的恐惧是在 18 岁开始的，当时她刚高中毕业。之前一直困扰她生活的恐惧现在开始带领着她进行自我探索。她越多地去研究家谱图，就会建立起更多的连接。

艾莉记得母亲告诉过她，母亲在艾莉出生的第一年里一直处于产后抑郁中。对于母亲承受的痛苦而言，她实际上也继承了曾外祖母的创伤。艾莉的母亲承认说，就在艾莉快出生时，她禁不住地觉得可能有什么事会变得很糟糕。她害怕自己无意间做了什么事情会导致艾莉死亡。怀孕期间，艾莉的母亲这种无力的恐惧感不断增多，直到艾莉出生后进一步强化了。而母亲一直没有把自己的抑郁与家庭里发生的事情联系在一起过。家庭中没有有意去谈论的事情通过家庭成员的恐惧感和行为这些形式无意地表达了出来。

书写练习 11：制作你的家谱图

用方框表示男性，圆圈表示女性，列出你家庭中的成员，以及他们经历过的重大创伤或挫折。用一张白纸来完成这个练习。最后在纸的上方写下你的核心语句。

现在让自己放松，看一看你做好的家谱图。不用太用力地去注视，让你的眼睛去感受家谱图这个整体的存在。从你家庭的两边（父亲与母亲）吸收能量。感受你出生时两边情绪的质地，是轻轻的还是较重的？比较一下父亲这一边和母亲这一边，哪一边感觉会更重一些呢？哪一边有更沉重的那种感觉呢？看一看你写下的创伤事件，谁承受过最残酷的命运考验？谁生活得最为艰难？其他家庭成员对这个人的看法是怎样的？有谁或是有什么事情在你的家庭里是几乎不被提起的？不用担心你了解的信息不够完整，只要去跟随你的思绪、感受和身体感觉就好。

现在，大声地说出你的核心语句。在家庭里有谁可能对这一感受有共鸣？谁可能与类似的情绪做斗争？你的核心语句是一个很好的机会帮你去发现这一切，因为它早在你出生之前就存在了。

我们来了解一些卡萝的故事，她的核心语句就来自她的外祖母。卡萝 11 岁时过度肥胖，她的体重一直在 300 磅[○]左右。在她 38 岁时，她达到了体重的峰值。她一直没有恋爱过，也还没有结婚。

○　1 磅 = 0.4536 千克。

卡萝说她的体重让自己感到窒息，她仿佛"被自己的身体辜负了"。我们很快就发现卡萝的核心语言似乎等待着被解读，仿佛在她的家庭中有一些事在寻求得到解决。我们已经了解到了她的核心语言，下面我们可以问过渡问题："家庭里有谁感觉到被身体辜负了？""有谁感到过窒息吗？""有人呼吸困难过吗？"

卡萝解释道，"我比其他女孩发育得早。在我 11 岁时我就来月经了，从那时起我就开始憎恶我的身体。我的身体发育得这么早，让我觉得它辜负了我。也是那时起我的体重开始增加。"

我们再次发现，**感觉被身体辜负**这个说法很特别。并且目前有了一个新的线索：当卡萝的身体发育成为一个**女人的身体**时（一个能够在子宫内孕育新生命的身体），她**感到**自己**被身体辜负**了。

当这些信息加入进来，我们开始想到更多的过渡问题："卡萝的家庭中有哪位女性感觉受到子宫的辜负？""如果卡萝成为一个女人或是怀孕了，会发生什么糟糕的事情吗？"

所有的问题目前都指向我们要找到的目标，只是我们现在还不知道它是什么。

我们把卡萝最深层的恐惧也一起考虑进来："我永远都会是独自一人。"

300 磅的体重，与其他人隔离，卡萝正以这样的方式让她最深层的恐惧可能真的实现。

现在我们把这些内容都整合起来，一起来探索卡萝的核心语言地图。需要注意的是，卡萝的憎恶是从她的子宫成熟开始的。下面是她用到的一些语言，这些会构成她的核心语言地图。

卡萝的核心语言地图

卡萝的核心怨言："我感觉我的体重让我窒息。我被我的身体辜负了。"

卡萝的核心语句："我永远都会是独自一人。"

卡萝的过渡问题：下面是一些过渡问题，它们可以帮卡萝在家庭的创伤事件与她的超重之间建立一些联系。

- "家庭中有谁感觉受到身体的辜负？"
- "有谁感到过窒息？"
- "有谁呼吸困难过吗？"
- "家庭中有哪些女性感到受到子宫的辜负？"
- "有谁怀孕后发生了什么不好的事情吗？"
- "谁一直都是独自一人吗？"

卡萝的核心创伤：现在我们一起来看一看卡萝的核心创伤，她家庭里未处理的创伤事件。她的外祖母有三个孩子：一个男孩、卡萝的母亲，还有另一个男孩。两个男孩在分娩时都在阴道内呼吸困难，由于严重缺氧，他们都有一定的智力障碍。他们在外祖母位于肯塔基州农村的地下室里住了近 50 年。外祖母一生都在极度的伤心中度过，并独自度过了余生。

虽然卡萝的外祖母可能从未大声表达过这种感受，但"我的身体辜负了我"这个核心语句显然是来自她的。外祖母的身体让婴儿们感到"窒息"。她在痛苦与内疚中"一直独自生活"。两个小男孩被"重量带来的窒息感"压迫着，他们之后也独自生活在地下室，与外界隔绝。卡萝的妈妈在整个童年时期也感到很孤单，卡萝在描述母亲时说，母亲就像"人在心不在"。卡萝的核心语言，还有她的身体不经意间讲述了这整个故事。

我们再一起回顾一次。在卡萝到了有能力孕育孩子的年纪，她的体重开始增加，并且与身边的人疏离。她保持疏远的状态以确保自己不会怀孕，不用像她的外祖母那样承受痛苦。她一直过着独居的生活，感觉会永远独自一人，就像凄凉的外祖母一样，就像她地下室里的舅舅们一样，就像一生都生活在悲伤里的母亲一样。

卡萝用"窒息"来描述被体重压迫的感受，只是这个词在她的家庭环境里有更深层次的含义。这是她的家庭创伤没有表达出的语言。这也可能是在外祖母之前没有人敢说出的话。但是，这些词对疗愈整个家庭的创伤非常重要。如果外祖母能够承认创伤事件带来的伤害，如果她能够为所失去的哀悼，而不再感到自责，觉得受到身体的孤独，可能整个家庭会有完全不一样的发展。卡萝可能并不需要把整个家庭所承受的负担压在自己的身上。

这样的创伤事件会破坏整个家庭的复原力，击溃家庭内部的支持系统。它会不断阻碍着父母向孩子传递的爱，让孩子置身于悲伤的大海中漂泊。

正如大部分人一样，卡萝从未将自己的痛苦和她的家庭经历联系起来。她认为她的痛苦来自自己，她觉得一定是自己哪里出现问题了。一旦她明白感到被自己的身体辜负这一感受是来自她的外祖母，而不是她自己，她便开始走向自由。

就在她认识到她吸收了外祖母、舅舅还有母亲的痛苦，她的整个身体开始颤抖。卡萝情绪上的负担开始消除，这让她感觉自己回归到自己的内部，打开内心封锁已久的部分。没过多久，卡萝对自己的身体也有了新的认识，这让她开始尝试一些不一样的生活习惯。

卡萝的核心原因就像是驱动器一样，推动着整个家庭创伤实现疗愈。这是他们整个家庭把过去未愈的创伤进行修复的机会。从另一个角度而言，如果卡萝的痛苦持续下去，那她只会成为给家庭创伤进一步带来伤害的又一传递者。一切仿佛就像家庭中的痛苦呼唤着渴望得到治愈，而卡萝的语言和身体提供了解决的渠道。

就像卡萝一样，你的核心语言地图会带着你开启疗愈的旅程。与你的家庭建立连接，你唯一需要做的就是将你自省发现的一切呈现出来。家庭中那些没有说出的秘密很可能就藏在你的自我意识之中。一旦你建立起连接，那些过去没有意识到的部分就会成为实现疗愈的契机。有时候，新浮现出来的内容需要我们多花一些精力与耐心来完善它们。在下一章中，我们会提供一些练习和句子，你会跟随这些指导，让它们帮助你强化那些新出现的内容，带你实现更好的整合，拥有更多的自由。

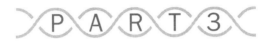

PART 3

第三部分

重建连接之路

第 10 章

由洞悉走向整合

It Didn't Start with You

人类是整个宇宙的一部分,受限于时间和空间。人们认为他的思维、感知使他们与其他事物区别开来——这是一种意识的错觉。

——阿尔伯特·爱因斯坦(Albert Einstein)至罗伯特 S. 马库斯(Robert S. Marcus),1950.2.12

爱因斯坦所说的这种错觉,是指我们将自己与周围的人以及先于我们的人都划分开来。而当我们反复地去回顾,我们会与过去家庭中的人产生联系,他们经历的创伤没有得到处理,便成了我们的负担。如果我们一直不能意识到其中的联系,我们会一直受困于过去的痛苦感受中。不过,只要我们开始看到家庭的经历，帮助我们获得解脱的方法就会变得清晰明了。

有时，我们只需要简单地把我们的经历和家庭中的创伤联系起来就可以了。上一章我们介绍了卡萝，当她将核心语言中的感受和家庭的创伤联系起来时，她的身体开始颤抖，就像是过去发生的事情从她身上挣脱了出去。对于卡萝而言，仅仅只是意识到这种连接就足以让她从内心深处产生这样的反应。

对于有些人来说，意识到家庭中的经历还需要伴有一些练习，让我们的身体能够更加放松地去感受。

整合核心语言地图

读到全书的这一部分，你很可能已经收集了你的核心语言地图的一些关键部分。你可能已经发现了那些你认为属于自己的语言或句子，而实际上它们是属于别人的，你可能也已经和你的家庭经历建立了联系，并发现了在这些语言背后的那些创伤事件。现在，是时候把这些部分都整合起来并进行下一步了。下面是你会需要的一个清单。

- 你的核心抱怨——那些描述你最深层次的担忧、挣扎或抱怨的核心语言。
- 你的核心叙词——描述你父母的核心语言。
- 你的核心语句——描述你最深层次恐惧的核心语言。
- 你的核心创伤——潜藏在你的核心语言背后的家庭创伤事件。

书写练习 12：与你的家庭经历和平相处

1.当你大声说出你的核心语言时，把最能唤起你强烈的情绪反应的那些写下来。

2.同时将与这一核心语言相关的创伤事件也写下来。

3.列出受到这一事件影响的所有人。谁受到的影响最大？是你的母亲吗？是你的父亲吗？还是祖父母或叔叔婶婶？谁一直未被谈起过或不被承认？有没有兄弟姐妹被遗弃了或是未能存活下来？祖父母或曾祖父母中有没有人离开了家庭，或很早就过世了，或者是生活历经艰难？父母或祖父母中有人之前就订过婚或结过婚吗？家庭之外有人因为伤害了你的某个家人而被审判或遭到谴责、排斥吗？

4.描述正在发生的一切。在你写的过程里，脑海中出现了怎样的画面？给自己一些时间，去想象一下他们可能会有的感受。在你想这些时，你的身体有怎样的反应呢？

5.家人中有没有人让你特别有共鸣的？你有感觉自己在情感上特别能理解他吗？你的身体会有这种共鸣吗？你身体的哪个部位有这种感觉呢？是你熟悉的某个部位吗？你在这个部位有过什么感觉或症状出现吗？

6.将你的手放在身体的这个部位，让你的呼吸慢慢将这个部位填满。

7.想象处于这个事件中的人。告诉他们："你很重要。我会做一些有意义的事情来表达对你的尊重。我在这一创伤中会成长起来。我会尽可能地让我的生命变得丰实，因为我知道这也是你对我的期待。"

8. 用你自己的语言去感谢你和他或是他们建立起来的这一
特别的连接。

创造属于自己的疗愈语言

无意识地重演创伤会历经好几代人。一旦我们认识到我们承
担着的那些想法、情绪、感受、行为或者说是症状，它们并不源于
我们自己，我们便可以打破这种创伤的循环。我们从有意识地采取
一些行动开始，去感谢创伤事件的存在，感谢与此相关的人们。通
常，这会从我们内在的对话开始，或者是与某个家人的对话（不管
是面对着本人或是我们想象中的人）。合适的语言能够让我们解脱，
使我们摆脱家庭的束缚、无意识的忠诚，以及一代代的创伤循环。

我们之前说到的杰西，就是那个患有失眠症的年轻人，他从
19 岁开始重新经历着叔叔死于暴风雪中的那种感受，我们在办公
室里进行了上面说到的"对话"。我让杰西想象叔叔就站在他的面
前，可以直接和他说话，不过如果他想的话，也可以在心里默默
地说。我帮杰西组织了下面这些语言，建议他这样对他的叔叔说：
"我每晚都会颤抖，从我 19 岁生日后我开始无法入睡。"杰西的呼
吸开始变得沉重，我都能听到他厚重的呼吸声。他的眼皮开始颤
动，一滴眼泪从眼角滑落。"科林叔叔，从现在开始，你将活在我
的心里，而不再是我日日夜夜的失眠里。"当杰西说出这些话时，
更多的泪水开始涌出。就在那时，我对他说："你听到你的叔叔告

诉你，将你内心沉重的一切都呼出体外，将内心的恐惧归还给他。你不会再失眠，再也不会了。"

只是和叔叔（杰西从来都不知道自己有叔叔）进行了这样的对话后，杰西便开始变得平静了。当他呼气时，他的下巴和肩膀都开始放松下来，他的面部也开始不再苍白。他的眼睛中仿佛再次焕发出生命的活力。一直在他内心深处积压的东西现在终于放下了。

尽管杰西只是想象和叔叔对话，脑研究表明，实际上激活的脑神经和区域与和本人对话激活的是一样的。在我们之后的治疗过程中，杰西反映他已经能够一觉睡到天亮了。

疗愈语言示例

我有一个来访者，他的祖父被排斥在整个家族之外，不过他无意继承了祖父的孤独。下面是他用的语言：

> "我现在就像你一样感到孤独。我知道这些并不属于我。我知道这并不是你想要给我的，我也知道你不愿意看到我这样痛苦。从现在开始，我会回归到自己的生活中，与身边的人建立联系。以此来表达我对你的尊重。"

另一位来访者，她无意识继承了母亲和外祖母关系的破裂，还有她们不幸福的感受。她的语言是这样的：

> "妈妈，请保佑我能和我的丈夫幸福地在一起。
> 虽然你和爸爸在一起时并不幸福。我会好好地珍惜
> 和丈夫的感情，这样你们就能看到我可以很好，以
> 此表达我对你和爸爸的尊重。"

以前我还有一位年轻的女来访者，她从记事开始就一直生活
在焦虑中，对此她非常困扰。她的母亲在生她的时候去世了，她说
了下面的这些话：

> "每当我感到焦虑的时候，我就能感觉到你在
> 对我微笑，是你在支持我，保佑我。无论何时我感
> 觉到呼吸在我体内的游动时，我都能感觉到你就在
> 这里，和我在一起，为我感到高兴。"

其他疗愈语言

> "我不会再重复着你的经历，我答应自己我会过
> 好自己的生活。"
> "你所经历的一切不再是没有意义的。"
> "那些过往的经历会成为我力量的来源。"
> "我会尊重你赋予我的经历，它让我能够更好。"
> "我会做一些有意义的事情，并将它们奉献给你。"
> "我不会让你离开我的心中。"

"我会为你点亮长明灯。"

"我会努力地生活，用这样的方式表示对你的尊重。"

"我会热爱我的生活。"

"我会从创伤中成长起来。"

"现在，我懂了。是这样的经历让我开始懂了。"

从疗愈语言到疗愈意象

不管我们是否意识到这一点，我们内在的意象、信念、期待、假设和观念都对我们的生活具有深远的影响。这些内在的想法包括"我的生活从来都不顺利""无论我做什么样的尝试都会失败""我很容易受到伤害"，这些想法其实为我们生活的展开已经制定好了蓝图，束缚着我们获得新的体验，并且阻碍我们获得疗愈。想象一下，"我的童年很悲惨""我的母亲很残酷"或是"我的父亲有虐待倾向"，类似这样的内在观念会对你的身体带来怎样的影响。尽管这些可能的确是事实，但它们可能并不是事情的全部。你的童年每天都很悲惨吗？你的父亲从来没有温柔的时候吗？你的母亲也从来没有关心过你吗？你还能想起来在你还是婴儿时，父母把你抱在怀里，给你喂食，在夜里给你盖被子的那些记忆吗？记得我们在第5章学习过的内容吗？大部分人只会记住那些防止我们再受到伤害的部分，这些记忆会支持我们的防御机制，进化生物学家称之为内在

"消极偏向"。任何记忆都可能会丢失吗？这不重要，重要的是你需要去问自己：母亲的残酷背后隐藏了什么呢？是什么样的创伤事件让父亲变成这样呢？

在你创造自己的疗愈语言后，你可能会发现，你开始产生一些新的内在体验。它可能以某种意象或感觉的形式出现，也可能是一种归属感或连接感。也许你会感觉到，家人都注视着你，带给你支持。也许你会体验到更多的平静感，仿佛没有得到解决的事情现在终于完满了。

所有的这些体验对疗愈都很有帮助，因为它们建立起来一种内在的参照体验，让我们能够体验到完整的感觉，每当过去那些负性感受破坏我们的稳定性时，我们就能回到这个参照的体验部分来。这些新的体验就像由一些新记忆建立起来，它们伴随着新的认识、新的意象、新的感知，以及身体内在的全新感觉。它们让生活发生改变，它们有足够的力量能够让过去那些破坏我们生活的意象黯然失色。

这些新的体验与意象会在一些仪式、练习和训练中得到深化。下面有一些方法可以帮助你进行这个疗愈的过程。

疗愈意象的仪式和练习示例

- **在桌上摆放照片：** 一位男性认识到他在重演祖父有的内疚感，他将祖父的照片放在自己的桌上。他将气体呼出体外，想象着他离开了祖父带有的那种内疚感。每当他重复这种仪式时，他都会感到更加轻松和自由了。
- **点蜡烛：** 一位女性的父亲在她还是婴儿时就去世了，

她没有关于父亲的记忆。她在 29 岁时与丈夫分居了（这也是她父亲去世时的年龄），她无意中和父亲一样与家庭分离。两个月的时间里，她每晚都会点蜡烛，想象着蜡烛的火光让她和父亲可以重新开始建立连接。她可以对父亲说话，并且感知父亲的存在带给她安慰。在仪式的最后，那种与父亲没有关联的感觉消除了，她开始感觉到自己被一个慈爱的父亲关爱着，这种感觉在她内心不断扩散着。

- **写信：** 一位男性突然离开了他大学期间的未婚妻，但发现 20 年后自己的亲密关系依然很糟糕。他得知自己的未婚妻在他离开后的那一年去世了。尽管他知道她再也收不到他写的信，他还是给她写了一封信，为他当时的疏忽与冷漠道歉。在信里，他写道："我真的很抱歉。我明白你有多爱我，也知道我对你带来了多大的伤害。这一切对于你而言实在是很痛苦的。我真的真的非常抱歉。我知道，我再也无法寄出这封信，但我真心希望你能够感受到我表达的一切。"在写了这封信后，这位男性感觉到平静，还有一种他无法解释的完整感。

- **在床头摆放照片：** 还有一位女性，她一生都在排斥自己的母亲，她认识到了，这是因为自己还在恒温箱里的时候和母亲经历了早期的分离，这让她一直怀疑和拒绝接受母亲的爱。她还认识到她排斥母亲这一点，让她后来也排斥关系。她在枕头上方的墙上贴上了母亲的照片，希望母亲在她睡着时可以守护着她，她的防御开始降低。当她躺在床上时，她能够感觉到母亲充满爱地抚摸着她。她说母亲的爱就想是一种流动着的能量，带给她力量。几周的时间，她在醒着的时候已经感觉身体放松了许多。几个月后，她一整天都能感觉到母亲的支持，非常自然。在年末时，她已经注意到有更多人真正地进入到她的生命里。（注：这位女性的母亲仍在世，不过不管父母是否还在世，这个练习都是很有效的。）

- **形成支持性意象：** 一个 7 岁的男孩突然开始焦虑，这表现为他开始从自己的脑袋上拔大量的头发，也就是人们所知道的拔毛癖。他的焦虑来自他的家庭。他的母亲在 7 岁时，目睹了外祖母因为脑瘤突然离世。这样沉重的打击让母亲从来都没有说起过外祖母。而当他的母亲开始告诉他发生的一切时，他很快就开始感到轻松。她让他想象逝去的外祖母就像天使一样守护着他们。她给男孩看"天使光环"的图片，让他想象外祖母对他们的爱就像这样的光环一样，一直在爱抚着他的头部。无论何时他触碰自己的头顶，他都会感到平静。有一天他终于不再拔自己的头发了。

- **建立边界：** 有一位女性的母亲酗酒，她在成长过程中一直觉得自己对母亲的幸福和健康有责任。这种责任模式一直持续到成年，她发现自己很难接受其他人的关心和帮助。这让她在关系里感觉到对他人的需要有责任，但又会被他们的需要压得喘不过气来。她坐在地板上，用一根线在身体周围绕了一个圆圈，她发现当她划出自己的空间时，她就会觉得轻松了许多。她对母亲说了下面这些话："妈妈，这是我自己的空间。你在那边，而我在这边。在我小的时候，我努力做任何能让你开心的事，但我负担了太多。现在，我感觉需要让每个人开心，这让我对亲密的关系感到喘不过气。妈妈，从现在开始，你的感受会和你一起在边界的那边，我自己的感受会和我一起在这边。在这样的边界下，我可以开始尊重我自己的感受，这样当我要与他人建立关系时，我不会再失去我自己了。"

相比一个人多年承受的巨大痛苦，上述我列出的仪式和练习看似微不足道。然而，科学告诉我们，越多地去重复和反观新的意象和体验，它们就能越好地与我们自身整合。科学向我们表明，类似这样的练习可以通过创造新的神经通路从而改变我们的大脑。不仅如此，当我们想象疗愈的意象时，会激活与幸福感和积极情绪相关的脑区（特别是大脑左前额叶）。[1]

疗愈语言和身体之间的关系

疗愈过程的一个关键部分在于，我们要将身体的感知体验也融入这个过程中。当我们可以与身体上的感知"共处",而不是对此无意识地做出反应,我们更可能在内部有强烈反应时保持平和。当我们乐于去接纳和探索自我中出现的不适,通常这时更容易获得自我的洞察。

当你关注自身内部时,你有怎样的感觉?在触碰你内心那些恐惧的念头或不适的情绪感受时,你的感觉是什么?你的哪个部位感觉最强烈?你的喉头会收紧吗?你的呼吸会不会停下来?胸口会变得紧张吗?会感到麻木吗?你的感觉集中在身体的哪个地方?是你的心脏吗?你的腹部或者是太阳穴?让自己放开地去感受自己的身体感觉很重要,甚至是在这些感觉特别强烈的时候。

如果你对身体的感觉不是很确定,就需要更大声地说出你的核心语言。就像在第 8 章学习到的那样,大声地说出你的核心语言,以此来唤起你的身体感知。在说的时候,去观察你身体的反应。你的身体是否有一点颤抖?是下沉的感觉吗?还是麻木?无论你是否感觉到都没有关系,只要将你的手放在你感觉到或你想象中感觉应该存在的那个位置。下面,感觉那个位置的呼吸。让气息一点点填满那个部位,这样整个部位能够感受到支持感。你可能会想象,这种填满的感觉就像一束光照亮了你身体的那个部位。接下来,对你自己说:"我已经找到你了。"

想象你在和一个小孩说话,他(她)一直感觉受到忽视,没有人看到他(她)和听到他(她)。契机就在这里,这个孩子是你的一部分,但他(她)已经被忽视了很长时间。想象这个小孩一直等着你去认识他(她),而现在正是时候。

说给自己的疗愈语言

在你对自己说下面这些话时，将手放在自己的身体上，保持深长的呼吸：

"我找到你了。"

"我就在这里。"

"让我抱一抱你。"

"我会和你一起呼吸。"

"让我来抚慰你。"

"无论何时你感到害怕或无措，我都不会离开你。"

"我会一直和你在一起。"

"我会和你一起呼吸，直到你平静下来。"

当我们把手放在身体上，保持内在的呼吸，对自己说这些话时，我们实际上是在支持我们最脆弱的部分。这样一来，我们便可能消除或是减少我们痛苦的感受。长时间的不适感最终会屈服于幸福感。全新的感觉产生后，我们的身体也会感觉得到更多的支持。

疗愈我们和父母的关系

在第 5 章，我们学习了在我们和父母的关系受到破坏的情况下，我们的生命力（由父母传递给我们的能量）是如何受阻的。在我们拒绝、评判、指责或疏远父母时，我们其实也会感受着同样的这些感觉。我们自己可能并没有意识到，将父母推开实际上也近乎把我们自己的一部分推开。

我们把自己和父母区别开来时，我们在他们身上看到的那些负面特质会无意识地体现在我们自己身上。例如，如果我们觉得父母是冷漠的（或是爱批判、有攻击性的），我们其实也会感觉到自己是冷漠的、喜欢自我批判的，甚至有向内的攻击性，而这些正是父母身上我们不喜欢的地方。也就是刚才所说的，我们所感知的会影响我们的行为。

解决之道在于，我们要找到让父母进入我们内心的方法，意识到我们在他们身上排斥的那些特征。这样，我们便可以将一些负面的东西转化为力量。在我们逐渐与自身最痛苦的部分（往往来自家庭）建立关系的过程中，我们有了机会去转变它们。例如，将残忍这样的特质变成善意的来源，让我们的评判为形成同理心建立基础。

与自身平和地相处往往是从与父母良好相处开始的。与父母相处良好的状态是说，你能从他们赋予你的一切中接收到一些积极的东西吗？在你想到他们时，你的身体状态是保持开放的吗？如果他们仍在世，那当你与他们在一起时，你是毫无戒备的吗？

即使父母已经离世、入狱或是深陷困苦中，疗愈也是可以实现的。有没有某一处记忆，某种美好的期待、某个温暖的画面，或是某种领悟能给带你力量的？让自己与内心给你力量的那个部分建立连接，这样就可以开始改变你和父母的关系。你无法改变过去的状态，但你可以改变现在。不过你不能期待你的父母做出改变，或是变得与他们本身有什么不同。让关系可以发生改变的人一定是你，这是你要做的，而不是你父母需要做的。那么现在的问题是，你愿意吗？

著名的佛教老师一行禅师教导过，当你和自己的父母生气时，"你是在和自己生气，就像是种出来的玉米对最原初的玉米粒生气一样。"他告诫大家："如果我们对父亲或母亲生气，我们需要去调整自己的呼吸，寻求一种和解的状态。这是获取幸福的唯一途径。"[2]

和解其实可以说是一种自身内在的变化。我们与父母的关系并不在于他们做了什么、他们是什么样的或有何反应，而在于我们所做的。因此，变化是发生在我们身上的。

自从兰迪知道他的父亲在战场上失去了并肩作战的挚友后，他终于明白父亲总是独自一人的原因。过去兰迪一直感觉父亲很有距离感，在他自己的世界里。而知道了父亲的经历后，他的认识发生了改变。在父亲格伦参军时，他和童年时期最好的朋友唐因为偶然的机会重逢了，他们都参加了比利时与德国的那场战争。唐在战火中救了格伦，而这个过程里他的颈部中弹，他在格伦的怀中死去。格伦回到家乡后，结婚并有了家庭，但他从不觉得这是自己应该拥有的，因为他知道唐再也无法拥有这一切了。

兰迪和父亲道歉，为自己过去对父亲的妄加评判，为过去对父亲的排斥。他不再期望父亲以他渴望的方式爱他，而兰迪却可以用他自己希望的方式来爱父亲。

如我们在前面章节中学到的，了解家庭里使父母受到伤害的经历是很有意义的。在一切的距离、批评、攻击的最初，到底发生了什么呢？了解那些事件能够帮助我们打开一扇门，理解父母的痛苦，也理解我们自己的痛苦。当我们明白是那些创伤事件造成父母的痛苦，我们由此而生的理解与同情会取代过去的伤害。有时候我们只需要说这样的话，便能够让内心释怀："妈妈，爸爸，我很抱歉一直以来与你们之间的隔阂，没有真正地去靠近和理解你们。"说这样的话带来的效果会让我们惊喜。

　　读一读下面列举的疗愈语言。也许其中的某一句或几句正以某种方式唤起你的注意，它们可以让你消除和父母的隔阂。用你的内心去感受这些语言。有没有某一句触动了你的心？也许你可以想象你对父母说出这些话。

疗愈语言示例（排斥父母的情况）

1. "我很抱歉一直以来我总是离你那么远。"

2. "每当你想靠近我时，我总是将你推开。"

3. "我很难开口告诉你我有多么想念你。"

4. "爸爸（妈妈），你是一个真正的好爸爸（妈妈）。"

5. "在你身上我学到了很多东西。"（在这里可以分享一些美好的回忆。）

6. "我很抱歉，之前我是那么难以相处。"

7. "我一直都在妄加评判，这让我一直无法真正地靠近你。"

8. "请再给我一次机会。"

9. "我真的希望我们能够变得更亲密。"

10. "很抱歉过去我一直在逃脱。我保证,我一定会让我们在共同的时光里更加亲近。"

11. "我真的很喜欢我们亲近的状态。"

12. "我保证不会再让你证明你对我的爱。"

13. "我不会再去期待你一定要用某一种方式来爱我。"

14. "我会接纳你用你的方式来爱我,而不是一定要用我期待的方式。"

15. "哪怕在你的言语里我很难感受到,我也会努力去感受你的爱。"

16. "你已经给予我太多,谢谢你。"

17. "妈妈(爸爸),我这一天真的太糟糕了,我只想给你打电话。"

18. "妈妈(爸爸),我们通话的时间可以再长一些吗?只要听到你的声音就能让我感到安慰。"

19. "妈妈(爸爸),我可以只是坐在这里吗,只要在你们身边我就会感觉好一些。"

在你想要修复你与父母严重破裂的关系前,首先,你可能需要与身体体验治疗师进行一段时间的治疗,或者是通过学习正念冥想的训练来学会调动你的资源，让你能够与身体的感知建立连接。当你能够觉察你对压力的反应，你就可以在特殊的时候进行适当调节，给自己所需要的。培养一种内在的感知非常重要，这能够引导你，也能够带给你支持。例如，学会一些呼吸的方法可以让你从生理上感知你身体受限的地方，这样你就可以找到适合自己的节奏，同时也保持你觉得合适的距离。合适的距离会让你感觉自在，你不会去防备，或是不敢去建立关系。固定但充满灵活的边界能让你拥有一个足够的空间，在这个空间内，你可以觉察自己的感知，同时享受你与父母重新修复的关系。最后，当你的呼吸完全能够让你知晓你对身体的感觉时，你便可以和这种感觉融为一体了。

疗愈语言示例（父母已去世的情况）

我们与父母内在的联系会一直都在，甚至是在我们与他们的空间距离很远或已经不复存在的时候，甚至是父母已经去世了，我们依然可以对他们说话。下面这些话可以帮助你建立已经破裂的关系，或者是从未真正建立起来的关系。

1. "请在我的睡梦中拥抱我，那时我的身体不再紧绷，我会更容易去靠近。"
2. "请教会我如何去信任，并让爱进入我的内心。"
3. "请告诉我怎样去接纳。"
4. "请帮助我让我更加放开自己。"

疗愈语言示例（未知或父母疏远的情况）

若父母很早就离开了我们，或者遗弃了我们，把我们交给他人抚养，我们会感觉这种痛苦是无法逾越的。在某种意义上，这会无意地形成一种模式，让我们在往后的日子里重复这种离弃。而痛苦的循环需要停下来。只要我们仍然处于这种"自身是受害者"的感受力，我们就会一直重复这种模式。看看下面这些话，想象你对着父母说这些话，他们可能是疏远的，也可能是你从未见过的。

1. "如果对于你而言，离开我或抛弃我会让那时候的情况变得好一些，我能理解你的苦衷。"
2. "我不会再责备你，因为我知道这只会让我们之间充满敌意。"
3. "我能够从他人那里得到我所需要的，并且也能从发生的一切中有所收获。"
4. "我们之间所发生的一切是我力量的来源。"
5. "因为发生的这一切，我获得一种可以依靠的特殊能量。"
6. "感谢你赋予我生命的礼物，我保证不会挥霍它。"

疗愈语言示例（与父母边界不清的情况）

有人排斥父母，而有人会与父母的关系界限不清，这会让个人的身份混乱，并破坏个体的独立性。在这样的关系里，我们可能会失去自己做主的机会，并且对自己和自身的感觉没有明确的界限。如果你是这样的情况，你可能需要看一看下面的这些句子，想象这是你的母亲或父亲对你说的。想象他或她说这些话时的声音，让你的身体保持开放的状态去接纳。注意觉察哪句话或哪个句子最能触动你。

想象你的父母对你说：(不需要是全部，可能是其中的一句或几句)

1. "我爱的是你。你不需要做任何事来争取我的爱。"

2. "你是我的孩子，你与我是独立的两个个体。我的感觉不应该成为你的感觉。"

3. "过去我们的距离太近了，我看到了这对你造成的伤害。"

4. "努力满足我的需要，照顾我的感受，这一定让你很无力。"

5. "我的需求让你很难有自己的空间。"

6. "从现在开始我会后退，不会让我的爱给你压力。"

7. "我会给你全部你所需要的空间。"

8. "一直以来我与你的距离太近，让你不能真正地认识自己。现在我会保持距离，并开心地看着你走出这个边界过自己的生活。"

9."你一直都在照顾我,而我也一直默许着。不过以后再也不会这样了。"

10."对于任何一个孩子而言,这都承受了太多。"

11."任何想要修复的孩子都会感到压力,不仅是你一个人。"

12."现在开始后退,直到你可以感觉到你自己的生活。只有这样我才能安心。"

13."直到现在我才能面对自己的痛苦,我将本属于我的痛苦带给了你。是时候把它们归还给我了,这样我们都能得到自由。"

14."你和我的接触非常多,但是和你的妈妈(爸爸)实在是不够。若能看到你们更亲近,我会感到很开心。你可以让自己这样做。"

现在,想象你的父母就站在你的面前,觉察你内在感觉的变化。你是想要更近还是更远呢?你的身体感觉有让你感受到你觉得最合适的那个距离吗?那个距离会让我们内心开放、柔软、舒适。如果我们找到了,我们需要更多的内在空间去感受这种感觉。当你找到自己合适的距离时,继续说出下面的句子,在你说的时候注意自己的感觉变化。

对父母说下面的话:(一句或是更多)

1."妈妈(爸爸),我在这边,你们在那边。"

2."你的感觉和你一起在那边，我的感觉和我
　一起在这边。"

3."请就待在那里，但不要走得太远。"

4."当我有自己的空间时，我呼吸得更顺畅了。"

5."在我试图照顾你的感受时，这让我一直畏
　畏缩缩。"

6."我努力地让你高兴，这实在太累了。"

7."现在我明白了，没有明确的界限只会让我
　们都看不到自己。"

8."从现在开始，我会充实自己的生活，而我
　知道你就在我的身后支持着我。"

9."无论何时我感觉着身体内在的呼吸时，我
　知道那是你在为我感到高兴。"

10."谢谢你看到我，听到我。"

　　如果你按照这一章中的内容一步步地完成了，你可能已经注意到
你的内心出现一种不一样的平静感。你说的这些疗愈语言，还有你体
验的意象、仪式、训练和练习，它们可能都会帮助你强化你与爱的人
的关系，或者是帮助你消除与某个家人之间无意识的缠绕。如果你已
经完成了这些步骤，并感觉还需要更多类似的内容，下一章会带给你
另一些部分——探索你的童年早期。与母亲早期的分离会一直阻碍我
们从自身寻求解决办法。在下一章，我们会探索早期分离的影响，并
了解一些会影响我们的关系、成功、健康与幸福的经历。

第 11 章

关于分离的核心语言

It Didn't Start with You

世界上没有什么能比母亲带给我们的影响更大。

——萨拉·约瑟法·黑尔 (Sarah Josepha Hale)，*The Ladies' Magazine and Literary Gazette*, 1829

并不是所有的核心语言都源自先辈，它还会产生于孩子早年与母亲分离带来的重大影响，这也是核心语言的一个特点。这种分离的情况是生活中很常见的，但我们通常会忽略它带来的伤害。如果是在我们经历过和母亲分离的情况下，核心语言会反映出一种强烈的渴望，充满焦虑和沮丧，因为我们的内心长期没有得到关注。

下面的部分，我会介绍父母的生活

是如何影响我们的，他们的生活为我们对未来生活赋义提供了蓝本。这一蓝本在我们还在子宫里时就产生了，甚至在我们出生前就已成形。在此期间，母亲就是我们的整个世界，我们与外在的接触也是从她的抚摸、凝视与气味开始的。

在我们还太小，还无法理解这个世界时，母亲会对我们的体验进行反馈，以使我们能够消化吸收。理想化的情况是，只要我们一哭，她的脸上就会表现出关心；只要我们一笑，她也会特别高兴，她会与我们任何的表达同步。当母亲能与我们协调一致时，我们能从她温柔的抚摸中、温暖的皮肤温度中、稳定的关注甚至是甜美的笑容里获得安全感、价值感和归属感。她将一切"美好的东西"倾注于我们，我们也会在内心形成一个"美好的感受"的容器。

在我们小的时候，我们需要获取足够"美好的东西"储存在容器内，以使我们相信美好的感受会一直存在，甚至是偶尔迷失时。当这个容器内有足够的美好体验时，即使我们知道会有挫折与阻碍，但也能够相信生活会很美好。而如果我们没能从母亲那得到"美好的东西"，或是得到的太少，我们会很难相信生活。

在很多层面上，我们对"母亲"和对"生活"的感知是相互关联的。理想的情况下，母亲会抚育我们，确保我们的安全。在我们还不能照顾自己时，她会安抚我们，给我们生存所需。如果我们能够得到这样的抚养，我们会开始确信我们是安全的，生活会给我们所需要的。在一次次从母亲那里得到足够的满足时，我们会认识到我们也能给予自己所需要的。实质上，我们感到"满足"会让我们能够更好地"满足"自己，生活也会赋予我们所需要的。当我们和母亲之间的关系顺畅时，健康、财富、成功还有爱也会随之而来。

然而，如果我们和母亲早年的关系受到破坏，恐惧感、缺失感、不信任感……这些都会成为我们的阻碍。不管这种关系永久的是中断（例如领养的情况），或只是暂时的中断（未完全修复），母亲和孩子之间的隔阂都会成为生命里众多挫折的来源。如果关系一直中断下去，我们可能会失去自己的命脉。仿佛我们成了一块块碎片，需要母亲来使我们回归完整。

如果只是暂时的分离，那么在母亲回来后，她能够保持一种稳定、接纳与存在的状态是很重要的。失去母亲的体验是极其痛苦的，我们可能会犹豫或拒绝重新和她建立关系。如果她不能忍受我们的犹豫，或者她把我们的沉默当作拒绝，她可能也会防备自己，疏远我们，这样我们的关系就会受到伤害。她可能从来都不明白为什么她感觉和我们的关系不亲近，并会怀疑自己做母亲的能力，感到失望和不安，更糟糕的是，甚至是转而对我们充满愤怒。我们和母亲之间关系的分歧，会影响到未来建立其他关系的基础。

这些早期经验有一个关键的特点，它们无法从我们的记忆中提取。因为从孕期、婴儿期到童年早期这段时间里，我们的大脑还没有发育完全，还不能将我们的经验转换成叙事的形式，并作为记忆储存下来。因为我们对此没有记忆，我们内心满足的需要会无意识地表现为无限的渴求，并且我们会通过下一份工作、下一次假期、下一杯酒，甚至是下一个伴侣来寻求满足。同样，早期分离带来的恐惧和焦虑会破坏我们现有的生活，让困难与不适的处境感觉像灾难一般无法挽救。

　　进入感情状态会引发强烈的情感，这自然就会将我们带回到与母亲分离的早期体验中。我们对伴侣会倾向于产生当时对母亲产生的同样的感受。我们期待遇到那个特别的人，并会告诉自己："我最终会找到一个可以好好照顾我的人，他（她）能理解我所有的想法，给我全部我所需要的。"然而这只是来自一个孩子的幻想，因为这个孩子一直渴望再次体验到他（她）与母亲的亲密感。

　　对于大多数人而言，他们从母亲那里未能满足的需要会无意识地期待从伴侣那里得到满足。这种错误的期待可以解释为什么很多人在感情中总是会受挫并感到失望。如果伴侣像父母那样努力满足我们的需求，我们会感觉幸福极了；而如果伴侣不能满足我们的需求，我们会感觉被辜负或被忽视。

　　与母亲早期的分离会严重影响我们在亲密关系中的稳定感。无意中，我们会害怕现在拥有的亲密可能会消失，会被剥夺。因而，我们会紧紧地抓住伴侣，就像我们当时可能紧紧抓住母亲那样，或者我们会因为预见到可能失去而将伴侣推开。通常，这两种状态会同时在一段关系里出现，因此我们的伴侣会感觉自己仿佛置身于情感过山车中，永远在起起伏伏。

分离的类型

　　尽管绝大部分女性都用最大的努力尽到母亲的职责，依然有很多不在母亲可控内的情况会无法避免地导致她们与自己孩子分离。这其中有一些分离是自然生理的。除了领养，还有一些长时间的分离情况，例如产时并发症、患病住院治疗，还有工作忙碌或长时间出差不在家，这些都会损害正在建立中的母婴关系。

在情感上的分离也会产生同样的影响。有的母亲虽然在孩子身边，但是她很少关注孩子，这样的情况下孩子也会感觉不安全。对于孩子而言，对母亲情感与精力放在他们身上的需求与对母亲陪在他们身边的需求是一样多的。当母亲经历某种创伤事件（如患重病、流产、失去父母、伴侣或是家庭），她的注意力可能就会从我们身上转移开。我们便会经历失去她的创伤。

母亲和孩子的分离在子宫内也会发生。高度的恐惧、焦虑、抑郁、与伴侣的关系紧张、失去至爱、对怀孕的态度消极、之前经历过流产……这些都会影响母亲与体内孩子关系的建立。

如果我们在母亲怀孕期间或是早期的照料中经历了分离，没有关系，一切都来得及。因为幸运的是，关系的修复并不仅限于童年时期。我们一生中任何时候都可能去完成疗愈，而认识我们的核心语言是第一步。

关于分离的核心语言

与本书中我们提到的其他类型的创伤一样，早期的分离也会产生核心语言。在破裂的关系中，我们会听到一些渴望亲密关系的语言，也会听到一些带有愤怒、评判、指责或冷嘲热讽的语言。

来自早期分离的核心语言示例

"最后会剩我一人。"

"我会被抛弃。"

"我会遭到拒绝。"

"我会一直这么孤单。"

"我谁都没有。"

"我将会变得无助。"

"我将失去控制。"

"我无所谓。"

"他们都不要我。"

"我感觉不到满足。"

"我已经很满足了。"

"他们都会离开我。"

"他们会伤害我。"

"他们会背叛我。"

"我会彻底消失的。"

"我会被摧毁。"

"我将不再存在。"

"一切是无望的。"

上述的核心语言同样也会来自家庭里以前的人，并不是一定来自和母亲早期的分离。我们会困于这些感受中，而一直都不知道它们从何而来。

　　与母亲早期分离还有一个普遍的表现，是我们会强烈地排斥母亲，并且感觉自己在责怪她没有关照我们的需要。不过也不全然如此。我们会觉得很爱母亲，但因为我们与她之间的关系一直没有完全建立起来，我们会觉得她是脆弱的，是需要我们照顾的。我们需要她的需求会通过我们反过来照顾她表现出来。因此，我们会无意识以自己渴望的方式去照顾我们的母亲。

　　对于处在破裂关系中的人，出现在第 7 章中我们提到的核心抱怨和核心叙词是很常见的。我们可以回顾一下。

- "母亲是冷漠的、疏远的。她从来不抱我。我也完全无法信任她。"
- "母亲总是很忙，从来没有把时间放在我身上。"
- "母亲和我真的非常亲密，她就像我需要照顾的一个妹妹。"
- "我不想成为母亲的负担。"
- "我的母亲很疏远、情感很冷漠，并且喜欢批评人。"
- "她总是推开我，她不是真的关心我。"
- "我们之间真的不存在什么关系。"
- "我感觉和外祖母的关系更亲近，她才是那个抚养我的人。"
- "我的母亲完全是以自我为中心，她只有她自己。她从来不会对我表现出任何爱。"

- "她非常精明，而且喜欢指使人，我和她在一起感觉不到安全。"
- "我很怕她，我永远都不知道接下来又会发生什么。"
- "我和她并不亲近，她一点也没有母爱，不像个母亲。"
- "我一点也不想要孩子，在我身上是没有那种母爱的。"

孤独的万达

62 岁的万达非常抑郁，她已经有过三段破裂的婚姻，酗酒且常做噩梦，她的一生中几乎没有平静的时刻。她关于母亲的核心叙词可以解释这一切。

万达的核心叙词："我的母亲很冷漠，并且与我很疏远。"

我们一起来了解引起这一核心语言的事件经过。在万达出生前，她的母亲伊夫林经历了一场可怕的灾难。伊夫林在照顾她刚出生的女儿时不小心睡着了，她一个翻身压在女儿身上并导致孩子窒息。等她醒来后，她发现盖尔（万达从来不知道自己有的一个姐姐）已经在她的怀里死去。在他们的祈祷下，伊夫林再一次怀孕了，这让他们想要关注眼前，忘掉过去。但是，过去似乎永远不会被忘记。盖尔的死亡让身为母亲的伊夫林一直心怀内疚，并且影响着她和下一个孩子关系的建立，限制了她持续稳定地爱着她的孩子。

而万达认为，母亲的疏远是针对她的，任何一个小女孩在那样的情况下只能那样认为。万达还记得她还是一个小孩被抱在怀里的时候，她能够感觉到母亲离自己很远，因而她会防御起来保护自己。她觉得自己的母亲一定是不爱她的，因此也将自己武装起来抵御母亲。

也许伊夫林认为自己是一个失败的母亲，不配再拥有一个孩子；也许在盖尔的事情之后，她觉得自己不配得到第二次机会；也许她觉得下一个孩子（万达）也会死去，这是她无法承受的痛，因此她无意识地疏远了万达。万达可能还在母亲子宫内时就感受到这种疏远了。也许伊夫林认为，如果她与万达太亲密，将她抱在自己的胸口，她也会将万达害死。不管伊夫林的想法和情绪是怎样的，盖尔死亡这一创伤造成了伊夫林和万达关系的破裂。

60 年的时间，万达才将母亲的冷漠与盖尔的死联系起来，这不是母亲一个人的问题。她一生都在责怪母亲，她恨母亲没有给她足够的爱。而当她最终理解母亲所承受的痛苦时，她在咨询进行到一半时起身拿起自己的包要离开，"我必须得赶回家，"她说，"我的母亲已经 85 岁了，我得去告诉她我爱她。"

早期分离下的焦虑

在珍妮弗 2 岁的时候，一天夜里一个人男人来到他家。她听到母亲发出喘息声，当她跑出去看时，母亲已经倒在了地上。那个男人告诉她，她的父亲在钻井爆炸中身亡了。这一晚，母亲第一次没有哄她入睡，在她入眠时也没有吻她的额头。

自从那一晚后，一切都变得不一样了。珍妮弗和她 4 岁的哥哥被送到姨妈家住了一阵，因为母亲受到惊吓后整个人陷入了麻木的状态。那段时间她也会去看望孩子。珍妮弗会冲到门口去迎接母亲，但是她感觉母亲就像是一个陌生人。母亲弯下腰拥抱她，她看到一张红肿的脸，这是珍妮弗从未见过的模样，这让她感到害怕。当母亲紧紧抱住她时，她开始发抖。她想告诉母亲她有多害怕，但是 2 岁的她只知道母亲变了。母亲看起来十分脆弱，不再能够照顾她的孩子们了。在珍妮弗想起这些记忆时已经很多年过去了。

　　珍妮弗第一次体验到恐慌的侵袭是在她 26 岁的时候。那天她刚在工作的管理团队内完成了一次成功的报告，正坐地铁回家。突然她的视线开始变得模糊，仿佛眼前隔了一层水在看东西。她的耳朵像是被堵住了，开始感觉到晕眩，并觉得很害怕。她觉得这种感觉很陌生，以为自己是中风了。她发现自己陷入了一种麻木的状态，这让她充满无助，也无力求救。

　　这种感觉第二次来临是在一周后，这一次是在她报告前。第三次是在她正在购物的时候。直到那个月末，这种恐慌的侵袭几乎每天都会发生。

　　如果珍妮弗能够听到自己的核心语言，她会发现自己一直有下面这些信念，"我不可能克服这些了""我不再感到安全""我不会再好起来了""他们都会拒绝我""他们再也不要我了"。

　　珍妮弗与这些恐惧接触到的时候，她正在回家的路上。

　　她开始记起来自己早年感觉到这种无望和麻木的那些时候。尽管她一直和母亲很近，但当她描述母亲时，她觉得母亲是脆弱的、孤独的、需要被照顾，同时也是温柔慈爱的。当她说出这些词时，她开始明白自己作为一个小女孩想要去抚慰母亲巨大的悲伤该有多么无助。对于一个小女孩来说，努力去安抚母亲是不可能完成的任务，这让珍妮弗感到孤独、不安，并且害怕自己会做不好。

珍妮弗将自己的恐慌与童年经历联系了起来，她找到了焦虑的来源。每当恐慌的感觉来临时，她都会提醒自己那只是一个充满害怕的小女孩的感受，并会将恐慌驱赶开。一旦她认识到了自己内在的这些感受，她便可以让焦虑不再进一步扩大。珍妮弗学习着如何将呼吸变得深长，同时将注意力放在胸口那种焦虑的感觉上。她还学着说一些疗愈的语言，以此来安抚自己内心的那个小女孩。她保持呼吸并对自己说："我在这里陪伴着你，我会好好照顾你。你不会再独自承受这些感受了。相信我，我会让你安全。"珍妮弗越多地这样练习，她就能越相信自己有能力照顾好自己。

拔毛癖："与根的断离"

16 年来，凯莉不断地拔掉自己的头发、眼睫毛和眉毛，并通过戴假睫毛、假发和画眉来遮住自己秃掉的部分。拔毛成为凯莉每晚的一个仪式。每到夜里 9 点左右，她就会独自坐在房里，并充满无法克制的焦虑，这种感觉会占据她整个人。她说她的手"需要做点什么"，只有拔掉大量的头发她的手才会安静下来。"这就像是一种释放，"她说，"让我感到放松。"

凯莉的拔毛癖是从 13 岁开始的，那一年她遭到了好友米歇尔的拒绝。她一直都不明白她做了什么会让米歇尔突然疏远她，但这种失去的感觉让她难以忍受。自那以后她就开始拔自己的头发。"我一定是做错了什么，"她想，"我一定是还不够好，因此没能让她想要继续和我在一起。"正如你接下来将看到的，这些话就像她通往她核心语言一路上闪现的指向标。存在于意识之下的部分等待着被挖掘，这些话会将凯莉引向更早时候的重大事件——她和母亲关系的断裂。

凯莉 1 岁半时，她做了一个肠道手术，和母亲分开了 10 天的时间。那段时间，每天晚上到了探望时间结束的时候（大约晚上 9 点），凯莉的母亲就得离开她，因为她要回家照顾刚出生的小妹妹，还有凯莉的哥哥。

我们只凭想象就能知道，凯莉在母亲离开后一个人在病房里一定会非常焦虑。这种焦虑的感觉不经意地通过凯莉的拔毛癖表现出来。每晚大约 9 点的时候，它们就会开始在凯莉的体内躁动起来，直到她找到替代的方式来调节焦虑，也就是拔掉自己的毛发。

凯莉的核心语句表达着她最深层的恐惧，也带她追溯到了创伤的源头。"在我身上会发生的最糟糕的事就是我会一直一个人。我会被遗弃。我会疯掉。"

凯莉的核心语句："我会一直一个人。我会被遗弃。我会疯掉。"

在凯莉 13 岁时，她再次体验了这种感觉。她与米歇尔原本是形影不离的。突然米歇尔离开了凯莉，和其他人成了好朋友。那时起，她觉得所有女孩都背叛了自己，她感到"被抛弃、被拒绝和忽视"。

从更广阔的视角来看凯莉的这种体验，它其实是一种"错失的机会"，这个机会可以让凯莉实现更深层的疗愈（被母亲留在医院的创伤）。不过，不是所有人在面对困境时，都能将困境作为指引。相反，我们只是关注如何减轻痛苦，而几乎不会去寻找原因。实际上当我们认识到核心语言的力量时，我们所承受的症状会成为我们的好帮手。

关于凯莉拔头发的象征意义

凯莉的核心语言表明了她对"独自一人"深深的恐惧感。实际上，她拔头发（核心语言的非言语表达）的习惯是在米歇尔离开后开始的。凯莉拔头发这件事让她揭开了最原始的创伤，拔头发其实是创伤的象征，它们相近而又不同。凯莉把头发从毛囊里拔出，实际上那也是头发生长的地方。这个意象就像是一个孩子离开养育她的母亲。

特殊的行为往往是在仿照一些没有被我们意识到的事情。当我们停下来，去探索这些症状的原因时，我们就会发现更深层的事实。症状的作用常常在于为我们指明方向，使我们沿着这条路去实现疗愈。在凯莉这样理解自己拔头发的行为后，她开始找到她痛苦的根源，并且从困于一生的焦虑中获得了解脱。

凯莉的处理办法

凯莉将"会独自一人"这种不舒服的感觉锁定在腹部的位置。

她将双手放在腹部，并让自己的气息填满这个部位。当她感觉双手以下部位呼吸的起伏时，她想象着自己抱着一个婴儿摇晃着，那是她自己的一部分，她能感觉到那个孩子仍然很害怕，并且很孤单。当她渐渐平静下来时，她对自己说："在你感觉孤单和害怕时，我永远都不会离开你。我会将我的双手放在这里，并且一直保持着呼吸，直到你再次平静下来。"在一个阶段的咨询后，凯莉不再拔自己的头发了。

分离：内在冲突的根源

有时候，我们所寻求的自由像是一直在躲着我们。因为我们无法由内地感到放松，我们会不断地在下一杯酒、下一次购物、下一条信息或是下一通电话、下一个性伴侣……中寻求解脱。而当我们真正渴望的其实是母亲的关怀时，这些方式是无法让我们获得解脱的。对于我们这部分人而言，我们与母爱的关怀被切断了，从此我们开始无止境地寻求安全。

在默纳 2 岁时，她的母亲陪父亲去沙特阿拉伯出差，把默纳留给保姆照顾了 3 周的时间。在最初的一周，默纳会紧贴着母亲穿过的毛衣，那是在每次夜里比较冷的时候，母亲摇着她入睡时穿的。默纳在熟悉的感觉和味道中感到安慰，她让自己蜷缩在毛衣里，慢慢入睡。到了第二周，当保姆给默纳毛衣时，默纳拒绝了。她避开毛衣，自己哭着咬着手指睡着了。

在 3 周过后，母亲兴奋地匆匆穿过门去拥抱自己的女儿。她原本期待默纳会像以前一样扑到她的怀里。而这一次发生了变化。默纳只是头也不抬地看着自己的娃娃。母亲感到很奇怪，也很困惑，她不禁感觉到自己的身体紧绷，充满一种拒斥感。后来，母亲对其进行了合理化，她认为默纳只是变成"一个很独立的孩子"了。

由于并未认识到修复关系的重要性，默纳的母亲忽视了女儿内心的脆弱，并且让自己保持着疏远的感觉。她们之间一直有距离，这也加深了默纳的孤独感。这种距离感也被默纳带入了自己的生活，让她在以后的关系里都无法感到安全的感觉。她的核心语言中表达出了被抛弃和沮丧的感受："不要离开我""他们再也不会回来了""我会一直一个人""他们都不要我""他们都不了解我""没有人理解我"。

对于默纳而言，进入感情意味着陷入不可预知的危险境地。默纳的内心很脆弱，她总是渴求着另一个人，这让她害怕。她每向自己的渴求迈出一步，内心的恐惧就更深一层。在她没有把这些与童年联系起来时，她总能在追求她的男性身上发现不足，并在他们可能离开她之前先离开。在她 30 岁时，她已经经历并结束了三段可能发展成婚姻的关系了。

默纳内在的冲突也反映在她的事业方面。每当她接受一个新的职位，她都会充满质疑，担心出现一些不可避免的问题。例如，会发生什么不好的事情，其他人都不喜欢她，她做得不够好，大家都疏远她，她无法信任他人，所有人都会背叛她……这些与默纳对每个伴侣无法说出口的感受是一样的，其实也就是她对母亲的感受。

有多少人和默纳一样在内在冲突中挣扎着，并且一直都不知道原因？我们并没有夸大与母亲早期关系的重要性。母亲是我们来到这个世界第一个建立关系的人，是我们第一个爱的人，我们和她的关系会形成未来关系的模式。了解童年的经历，能够帮助我们发现一些隐藏的奥秘，理解我们在关系中痛苦的原因。

生命流动的中断

我们还在子宫里时，就已经开始形成对于自身最早的印象，开始了解生活的模样。母亲在怀孕期间，她的情绪会扩散到我们的世界，影响着我们最初的一些特性，如是安宁的，还是充满麻烦的；是接纳开放的，还是目中无人的；是有较好心理弹性的，还是不太灵活的。

"孩子的心灵会变得坚硬、充满棱角和不安，还是会变得柔软、灵活和开放，这绝大部分取决于母亲的想法与情绪在矛盾中是积极推进的还是消极蔓延的，"托马斯·沃尼（Thomas Verny）说道，"这并不是说偶尔的质疑和不确定会伤害你的孩子。有这样的感觉是自然的，也不会带来伤害。我所说的是一种连续、明确的行为模式。"[1]

当我们和母亲的关系受到重大事件的破坏时，痛苦与虚无的感觉会影响我们幸福的体验，使我们与最初生命的流动分离。母婴关系若一直处于恶劣、缺乏或是冷淡的情况，负性的体验与感受就会让孩子陷于沮丧和自我怀疑之中。最极端的时候，如果负性的状态一直持续下去，那个体就会开始对他人也感到失望、愤怒、麻木和迟钝。

而这种模式通常与反社会行为和病理行为相关。肯·马吉德（Ken Magid）和卡罗尔·麦凯尔维（Carole Mckelvey）博士在他们的书《高风险之缺乏道德心的孩子》（*High Risk: Children Without a Conscience*）中写道："每个人都有一定程度的愤怒，但病理性的愤怒产生于婴儿时期未能满足的需求。"[2] 马吉德和麦凯尔维还介绍了早期遭受遗弃或是关系的破裂是怎样给婴儿带来"难以理解的痛苦"的。

不是只要有严重的关系破裂就会出现病理性和反社会的情况。这一极端的情况只是说明，早期关系在个体发展中的关键作用，它影响着个体同理心、同情心的形成，影响他们对自身、他人及所有生命的尊重。

大部分人都经历过与母亲早期的分离，然而尽管存在缺失，但仍然满足了足够的需求。让一个母亲无时无刻地充分关注自己的孩子，这是不现实的。在照料过程中一定会出现一些小情况。当这些情况发生时，修复的过程会是一次很好的成长经历，它让母亲和孩子都有机会学习如何处理痛苦，并且让他们重新建立连接。而最重要的就是我们要去做修复的工作。实际上，反复地修复关系能够建立彼此之间的信任，并且帮助母亲和孩子建立安全的依恋关系。[3]

　　甚至当我们和母亲的关系完好无损时，我们仍然会发现自己
有一些难以解释的感受。我们可能也会害怕被抛弃或拒绝，会害怕
自己被暴露在别人面前，被取笑或是感到羞愧。不过，我们若将这
些感受与我们和母亲的早期关系联系起来（也许是我们已经不记得
的时候），我们就可以更多地认识到缺失的部分，更能够为了实现
疗愈去为自己所需的提供支持。

第 **12** 章

关于关系的核心语言

It Didn't Start with You

> 你与内心未愈的伤口的距离，与心中痛苦与悲伤的距离，也就是你与伴侣之间的距离。
>
> ——史蒂芬（Stephen）与安德里亚·莱文（Ondrea Levine），*Embracing the Beloved*

对于大部分人而言，最强烈的渴望就是遇到爱情，拥有一段美好的关系。可是，因为爱的方式在一个家庭里会无意体现出来，所以我们自己爱别人的方式也会重复父母或祖父母的模式，或是重复他们不幸的部分。

本章中，我们将了解那些限制我们拥有理想关系的因素——无意识的忠诚和隐藏的动力机制。我们要问自己一个问题：我们真的准备好做一个人的另一半了吗？

　　不管我们获得了多大的成功，不管我们的交际能力有多好，参加过多少夫妻治疗的工作坊，或是对我们自己逃离亲密的模式有很深的认识，只要我们与家庭经历缠绕在一起，我们就与深爱的那个人会有距离。当真正的根源并不是我们自己时，我们会无意中重复家庭中的模式：需求、不信任、愤怒、排斥、中断关系、离开或是被抛弃，我们会因自己的不幸而指责伴侣。

　　关系中的许多问题都不是来自关系本身。它们可能源于我们家庭中存在的动力机制，那早在我们出生之前就有了。

　　例如，如果一位母亲在生产时去世了，那么这会给后代带来一系列的影响，让他们置身于难以解释的恐惧和痛苦中。这个家庭里的女儿和重孙辈可能会害怕结婚，因为婚姻会带来孩子，而孩子会导致死亡。表面上，她们可能会说自己不想结婚或不想要孩子。她们可能会抱怨自己遇不到对的人，或者她们实在太忙，无法安定下来。而隐藏在她们抱怨中的核心语言所传递的是完全不一样的原因。她们的核心语言（萦绕于整个家庭）可能会是："如果我结婚了，就会发生一些可怕的事情。我会死，我的孩子会失去我。他们会一直很孤单。"

　　这个家庭里儿子和重孙辈也会受到影响。他们可能会害怕对妻子承诺，因为他们产生性关系后会带来妻子的死亡。他们的核心语言可能是："我会伤害某个人，这完全都是我的错。我永远都无法原谅自己。"

　　类似这样的恐惧会潜伏于我们的生活中，并无意中主导我们的行为，影响我们做出和未做出的选择。

赛思是我曾经的一位来访者，他把自己称作"讨好者"，他很害怕自己做错事让与他亲近的人失望。他担心如果他们对他不高兴了，他们就会开始排斥他，离开他。他担心自己临死时会孤独一人，没有一个亲密的人。在这种恐惧的支配下，他常常答应一些自己并不想做的事情，说一些他并不想说的话。他在自己想拒绝说常常会说"好"，之后他会对自己这种取悦的行为感到生气，于是会在自己想要答应的时候说"不"。大部分时候他都处于不真实的状态里，他指责自己的妻子让自己不幸福。他为了摆脱这种模式离开了妻子，想要和下一个伴侣重新建立新模式。直到赛思认识到他内心的恐惧在关系里造成的影响，他才能真正在和伴侣的关系里获得安宁。

丹与南希的故事

丹与南希已年过 50，他们这对"成功的夫妇"看似已经拥有了一切。丹是一家大型金融机构的 CEO，南希是一家医院的负责人，他们的三个孩子都进入了大学学习，并且表现都很优秀，他们为此感到骄傲。现在他们俩成了空巢老人，他们要面对的事实是，他们期待的愉快的退休生活已经很渺茫。他们的婚姻也随之陷入困境。"我们已经有 6 年多的时间没有性生活了，"南希说，"我们生活在一起就像是陌生人。"具体说不上是什么时候，但丹在很多年前就对南希失去了性欲望。丹想和南希维持婚姻关系，但是南希开始不确定了。他们已经尝试了各种形式的婚姻咨询。下面我们从核心语言的角度来探索丹和南希的关系困境。

问题所在（核心怨言）

听一听南希抱怨中的核心语言："我感觉他对我没有兴趣了。大部分时间他都很疏远。我得不到他足够的关注，也几乎感觉不到和他的亲密。他一直好像对孩子比对我更在意。"

现在再听一听丹的核心语言："她总是对我感到不满。所有的事情她都要指责我。她想要的远比我能给的更多。"

从字面意思来看，他们的语言只是将我们在婚姻中常见的抱怨扩大化了。但我们进一步探索会发现，他们的语言构成了一种图式，无意中造成了婚姻中的不满。丹和南希的图式直指他们家庭中未处理好的问题。

为了找到他们关系困境中的核心语言地图，我们要回顾学习过的四种工具，问下面的四个问题。接下来要做的就是认真去听我们所揭示的信息。

问题

1. 核心怨言：你对伴侣最大的不满是？

这个问题是一个出发点。从这个问题中获取的信息通常与我们和父母之间没有完成的事件有关。这一未完成的事件被我们投射到了伴侣身上。无论我们是男性还是女性，这个准则是不变的。我们在母亲那里没有感受到的，我们在与母亲的关系中没有处理好的部分，通常都会成为我们和伴侣之间的阻碍。如果我们觉得母亲是疏远的，或是拒绝接受她的爱，那么我们也很可能觉得伴侣的爱很疏远。

2. 核心叙词：你会用一些什么样的形容词和措辞去形容你的母亲和父亲？

通过这个问题，我们要找到对父母无意识的忠诚，以及我们疏远父母的方式。通过列举出描述父母的词语，我们可以了解到自身最深层感受的核心。由此我们会发现很多过去我们对父母的不满和指责。在我们把内在的不安投射在伴侣身上时，也是无意识的童年记忆在发挥作用。

对于大部分人来说，我们的核心叙词来自童年时期的不满。我们可能会觉得父母没能满足我们，或者是没有用正确的方式来爱我们。当我们形成这样的感受时，我们会因自己的不满指责父母，我们的关系也就无法变好。我们会用过去对父母的认识，这样一种歪曲的视角来看待我们的伴侣，并且也认为他（她）会骗走自己最需要的感情。

3. 核心语句：什么是你最深层的恐惧？在你身上可能发生最糟糕的事情是什么？

如我们在第 8 章所学到的，这个问题的答案会成为我们的核心语句，而核心的恐惧来自我们的童年或家族史中未处理的创伤。

现在，你可能已经知道你的核心语句了。它是如何阻碍你的关系的？它影响了你对伴侣做出承诺吗？当你们在一起时，你会很脆弱吗？或者你会想要结束关系，害怕受到伤害？

4. 核心创伤：在你的家庭中发生了什么创伤事件？

我们在之前的章节里说过，这个问题会让你开启一种整体式的视角，让我们认识正影响我们关系的代际模式。通常，伴侣之间的问题有来自家庭的原因。关系中的矛盾和痛苦常常能通过家谱图在几代人中追溯原因。

上面的每一个问题，我们都会听到一些带有强烈的情绪色彩的词出现。家庭创伤往往会通过口头语言呈现，并且会为我们提供一些重要、关键的词语和线索，引领我们找到根源。

现在我们已经回顾了整个结构，下面来听一听丹和南希的核心语言。在咨询的最开始，他们已经列出了对彼此的指责。现在是时候来听一听他们对自己父母的描述了。

对父母的描述（核心叙词）

南希从来都没有意识到，她对母亲的描述和对丹的描述是一样的。"我的母亲在情感上很疏远，我从来都感觉不到和她的亲密。当我有需要时，我也从来不会向她要。因为不管我怎么努力，她都不知道如何来照顾我。"南希和母亲之间的未完成事件直接落到了丹身上。

她和母亲之间未处理好的关系不仅仅只是影响到了她和丹的关系。在南希的家庭中，所有的女性家庭成员都对丈夫不满。"我妈妈总是对我爸爸不满，"南希说。这个模式也要追溯到更早一代寻找原因。南希的外祖母把外祖父称为"一无是处的酒鬼""畜生"。

我们可以想象这样的指责对南希的母亲造成的影响。南希的母亲在与外祖母同盟的关系中成长，她几乎没有可能会对南希的父亲感到满意。她的母亲对父亲都是这种态度，她怎么会比母亲做得更好呢？即使她对南希的父亲没有不满，可是面对她承受了那么多痛苦的母亲，她又如何能去分享自己的幸福呢？因此，她无意识地延续了这种模式，对南希的父亲也充满指责。

而丹则把他的母亲描述为"非常抑郁和神经质的"。在他还小的时候，他就觉得自己需要照顾她。"她在我这里需要很多很多……很多很多。"丹看了一眼自己的手，正紧紧地罩在膝盖上。"我的父亲一直忙于工作，我觉得自己必须关心母亲，这是父亲没能做到的。"丹说起那时候母亲因为严重的抑郁症反复住院。其实从丹的家族史，我们就会明白她母亲身陷痛苦的原因。在母亲10岁时，外祖母因为肺结核去世了。这样的丧失给母亲造成了巨大的伤害。而在丹出生之前，母亲失去过一个孩子，那个孩子还是个小婴儿，这让母亲承受了更大的丧失感。从那时起，丹的母亲住院6周，进行休克治疗。那时丹正好是10岁。

更糟糕的是，丹觉得自己无法靠近父亲。他把父亲描述为"软弱无能的"。"父亲和母亲在一起时没有尽到一个男人的责任，"他说父亲是外来的劳工，本身就比母亲来自更低的社会阶层，"他从来都不符合母亲家庭里对男人的要求，他没有受过教育，也没有能力。"丹对父亲的评判让他们的关系更恶劣。

当一个男性排斥自己的父亲时，他其实无意中也在远离自己男性特质的根源。一般而言，一个欣赏和尊重自己父亲的男性更容易拥有男性的力量，也更多地会去模仿父亲的特质。而在一段关系里，这些特质会转化成承诺、责任和稳重。这一点对于女性而言也是一样的。一个欣赏和尊重自己母亲的女性一般也会有更多的女性特质，在关系中会更多地表现出她欣赏母亲的那些特质。

丹和父亲关系不好还有一个原因。他实际上担任了母亲挚友这个角色，无意中占据了本属于父亲的位置。丹并不是有意造成现在的局面，只是和大多数男孩一样，他们觉察到母亲的需要，觉得自己有责任照顾母亲。丹能够感觉到当他很照顾母亲时，母亲会很开心，同样他会感觉当父亲在的时候，母亲会很不乐意。因此他觉得自己更受母亲喜欢，比父亲更胜一筹。

丹甚至还采取了母亲对父亲的那种不接纳的态度。在这样的情况下，他不仅会失去自己男性的这部分力量，还在无意中造成他和南希的关系重复了这种动力模式。丹就像自己的父亲一样，变成了一个"软弱无能"的丈夫。

南希同样也未能从母亲那里吸取女性的特质。南希在童年的某个时刻，她决定不再向母亲寻求支持。南希离开童年生活的地方，她感觉自己得不到充分的满足，指责母亲对她没有足够的关心。之后，这一不满的矛头在就指向了丹。在南希的眼中，丹也不能满足她所有的需求。

当丹和南希一起抚养孩子时，在经营家庭时可能会顾不上这些矛盾。而现在孩子们离开了家，隐藏的冲突就变得一目了然了。他们俩都不知道该如何解决现在的问题。

丹说自己对南希已经失去了性方面的兴趣。"我对性已经完全失去兴趣了，"他说。当他去思考自己和母亲的早期关系时，他很快就明白了原因。满足母亲所需要的关心和安慰原本就不是一个孩子的责任。对于一个小男孩来说，这让他承担的太多了。他永远都无法满足她所有的需求，也做不到让她没有任何的痛苦。而母亲的爱让人窒息，她的需求压得丹喘不过气。

当丹抱怨南希总是对他要求很多时，他其实抱怨的并不是南希。实际上他无意中是在说母亲得不到满足。丹不想再与南希陷入儿时经历过的那种关系，因此甚至是南希很自然的需求，也会遭到拒绝。丹为了保护自己，不再背负那么多的需求，他选择拒绝南希，尽管是他真的想说"好"的时候，他也会自动地说"不"。

丹和南希刚好对应了彼此的问题，仿佛他们就是被带到了一起，通过两个人的婚姻来疗愈彼此。人们通常会在无意中选择会触发自己伤口的伴侣。因为这样，他们就有机会看到、感受和疗愈自身受到伤害的部分。你选择的伴侣就像一面镜子，他（她）会反映出你内心未表达的声音、未完成的部分，让你去完善自己。还有谁比丹更适合和南希在一起呢？他让南希感到疏远，这让她能够去处理和母亲之间未完成的情结。而又有谁比南希更适合和丹在一起？丹无法满足南希的需求，就和他小时候经历的一样，这也能帮助他疗愈过去从母亲那里承受的痛苦与伤害。

最深层的恐惧（核心语句）

丹说自己最害怕的是失去南希。"我做过最可怕的噩梦就是失去我最爱的人。我担心南希会死去或是离开我，我害怕过从此没有她的生活。"追溯到更早的时候，丹的母亲在 10 岁时失去了自己的母亲，丹所说的这些话也是她在当时的感受。而在她失去自己刚出生的孩子时，她又一次体验了"失去至爱"的感受。这种丧失感成了丹最深层次的恐惧。尽管丹感到恐惧，但实际上失去了至爱的人是母亲。丹很快就意识到了，原来他的核心语句是源自母亲。

这种模式延续到了下一代。在丹 10 岁时（与外祖母去世时母亲的年龄是一样的），母亲被医生诊断为"神经衰弱"住进医院，他与母亲（至爱的人）分开了 6 周的时间。甚至在更早的时候，他都还记得母亲注意力涣散，处于抑郁之中。在那些时间里，丹感觉自己很孤单，像是被抛弃了。

南希的核心语句也能追溯到更早的时候。"我会陷入一段糟糕的婚姻，并且会很孤单。"这样的语言明显是来自南希的外祖母，她嫁给了一个酒鬼，也就是南希的外祖父，并将家里的一切过错都归结于他。如果我们再稍微看一下更早一代，我们可能会发现南希的外祖母和自己的母亲关系也不好，或者也和自己的丈夫有类似的婚姻模式。可惜的是，在外祖母之前的所有信息都已经沉没在历史中，再也无法找到了。在每一代，我们都能看到一个和自己的母亲关系不太好的小女孩，或是她的父母关系很糟糕。南希明白这些后，她可以和丹继续重复这一模式，也可以抓住机会去改变它。而南希已经做好改变的准备了。

家庭经历（核心创伤）

从整个家庭的角度来看，丹分担了父亲在婚姻里那种软弱的状态，重复了父亲的经历。而南希则感到对丈夫"不满"，她重复了母亲和外祖母的经历。我们来看看她们的家庭系统。

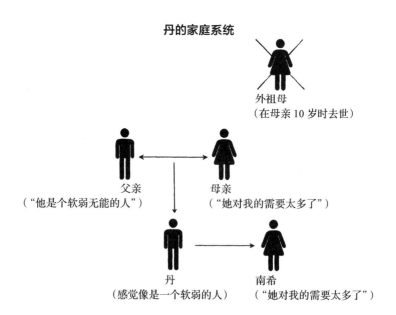

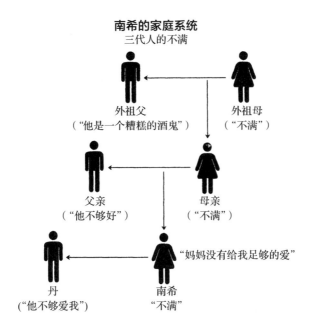

南希的家庭系统
三代人的不满

外祖父
("他是一个糟糕的酒鬼")

外祖母
("不满")

父亲
("他不够好")

母亲
("不满")

"妈妈没有给我足够的爱"

丹
("他不够爱我")

南希
"不满"

整体剖析

正如丹和南希的家庭经历向我们所呈现的,许多关系中的冲突早在我们的伴侣出现之前就存在了。

南希已经明白,丹并不是造成她"感到不满足"的原因。这种感觉实际上源于她的母亲。同样,丹也认识到,南希不是造成他觉得女人总是"要求太多"的那个人,这是很早的时候就从母亲那里形成的感受。

南希还认识到,任何人与她家庭中的人成婚都不会得到来自女性的欣赏。因此,丹成了三代人对婚姻不满的受害者。

当他们明白,他们各自都将家庭中未完成的事件带入到了关系里,这种恶性循环的模式就被打破了,他们也不再互相指责。现在,他们已经可以从家庭这个更大的背景来理解过去互相之间的投射和指责。在对家庭做了整体的剖析后,他们认为彼此是造成自身不满的这一误解也消散了。

紧接着,他们都用新的目光来看待对方。丹和南希开始能够重新找到他们最初带给彼此的温情。他们不仅对对方表现出了更多的关爱与包容,还重新开始有了性生活。

深化新的认识

从此,南希也开始更加理解母亲。南希的外祖母在婚姻中的不幸,让南希的母亲觉得自己应该安抚母亲。母亲觉得自己不应该过得比外祖母好,因而重蹈了一段不幸的婚姻。

在南希早期的记忆里,母亲是疏远冷漠的。还是小女孩的南希感觉遭到了母亲的排斥。而当她从家庭整体来看待以后,她对母亲有了新的认识。她开始明白母亲尽管仍是疏远的,但她已经给了南希她能给的一切。明白了这一点,南希的内心开始变得柔软。过去她觉得自己是没有得到母爱的,现在她超越了这种认识,形成了对母亲新的感受,开始感觉到母亲给自己的关怀。这种感觉一点点填满了她的内心。在她新建立的认识中,母亲对她不再疏远和冷漠,而只有爱。

尽管南希的母亲已经去世 16 年了,她还是可以向母亲寻求支持,这是母亲在世时她从没想过的。在南希的记忆中,这是第一次她感受到了母亲的爱。

她闭上眼睛，想象母亲从身后抱住了她。"妈妈，一直以来我都责怪你没有给我足够的爱。之后我也这样责怪丹，怪他不够爱我。现在我明白了，你已经给了我你所有的一切。这就足够了，妈妈。真的足够了。"南希开始哭泣。"妈妈，请你保佑我和丹在一起可以幸福。我希望我能在婚姻里感到知足，虽然你和外祖母都没能实现这一点。从现在开始，每当我感到不满和孤单时，我都会想到你，会感受到你就在我的身后支持着我，给我最好的祝福。"

接下来的几周里，南希在她的床边放了母亲的照片，想象夜里入睡时母亲拥抱着自己。她想象自己就在母亲的怀里，得到了她所需要的爱。现在，南希得到了在她还是小女孩的时候没有得到的东西。南希被母亲的爱包围着，她现在已经可以以全新的视角来看待丹了。

同样，丹也在想象中与逝去的母亲进行了一次对话。"妈妈，在我小的时候，我觉得自己必须照顾你。但我对此感到很不满。我们都没有意识到，因为你在还小的时候失去了自己的母亲，所以我努力地弥补。这对我的要求太高了，难怪我一直都觉得我永远做得不够。任何一个小男孩都无法做到用这样的方式弥补丧失的哀痛。"

在丹的内在意象中，他感觉母亲从他们的关系中后退了，以此来给丹更多自己的空间。丹呼了一口气，接着又深吸了一口气，仿佛自己的肺比平时大了两倍。最初由于不适应，丹感到有些晕眩，之后慢慢恢复了状态。他继续对母亲说："妈妈，我常常觉得南希对我的要求太多。请帮助我去看到南希原本的样子，而不再害怕自己会被这些要求淹没，或是在她需要我时，害怕自己总是做得不好。"

丹想要继续完成疗愈，因此他联系了自己还在世的父亲。丹告诉父亲，他很抱歉一直与父亲这么疏远。他带父亲一起去吃午饭，对父亲说他想和他更亲近一些。在午饭时，他感谢父亲是一个如此伟大的父亲。丹的父亲非常感动，他告诉丹，他等待这一刻已经等了太久。丹开始明白，爱其实一直都在，只是现在他终于准备好来接受这份爱了。

南希从丹那里也感受到了新的能量。在她看来，丹似乎都比以前高大了不少。她的回应变得自然，也开始尊重丹。

她请求丹帮忙："当你觉得我在指责、批评或是不满时，请你对我指出来。我保证我会努力控制自己。因为我想成为你更好的妻子。"丹又做了一次深呼吸。这带给了他全新的体验，呼吸蔓延到了他还是小孩时早已封锁的地方。

他也让南希帮助自己保持这种状态："在我情感上冷漠的时候，请对我指出来。我保证我会对此保持觉察，不会将你推开。"南希也同样做了一个深呼吸。他们的手同时握住了彼此。

通过丹和南希的案例，我们了解到怎样通过问一些具体的问题，发现核心语言，来找到关系矛盾的根源。就像丹和南希一样，他们在彼此身上重复和放大了过去的伤害，我们也能从伴侣身上找一找，我们从家庭经历中带入了什么未完成的事件。可能找到真实的路隐藏于黑暗之中，但真相早已在我们心里。通常，我们可以依靠伴侣的力量来帮助我们发现它。

超越你与伴侣本身

当我们去探索抱怨关系中的核心语言时，通常会发现熟悉的家庭情节。我们不能只是去看抱怨的字面含义，我们要问一问自己：我们的父母或祖父母是否有相似的经历？我们对父母和对伴侣是否有相似的感受？

我的关系是在模仿我家庭过去的某种模式吗？

如果你和伴侣之间存在一些矛盾，不要直接就归因于他（她）。你需要排除情绪的影响，以及你对伴侣的指责，去听一听在你的抱怨里所说的话。问问自己：

- 这些话耳熟吗？
- 我的母亲或父亲有过类似的抱怨吗？
- 我的祖父母也有过这样的问题吗？
- 在两代人或三代人之间是否存在一样的模式？
- 我对伴侣的感受是否仿照了小时候我对父母的感受？

泰勒的故事

28 岁的泰勒身强体壮，他是一位药剂师，并深爱他的妻子乔斯林。他们结婚 3 年了，但自婚礼后只发生过两次性关系。而在他们结婚前，性生活是很频繁的。但从他们彼此交换誓言的那天开始，泰勒就开始感到焦虑和不安。他觉得自己很确定乔斯林会离开他，和另一个男人在一起。"在六个月之内，你会开始欺骗我。"他这样说道。乔斯林不断地对他表明自己的忠心，但是泰勒并不相信。他固执地认为乔斯林会不忠，他们的关系也因此开始受到影响。"我非常确定，"在第一次咨询时他这样对我说，"她一定会背叛我，我会受到伤害。"

自婚礼后，泰勒就开始有勃起障碍。但身体检查表明他很健康，并没有任何生理上的问题。泰勒知道原因超出了他目前的认识，但他不知道怎样来找到它。而泰勒的核心语言就像一张地图一样，引导着他去他想去的地方。

泰勒的核心语言："她会背叛我，我会受到伤害。"

泰勒不知道的是，他并不是这一核心语言的创造者。这一痛苦的咒语已在泰勒的家庭中回响了 40 年的时间，尽管泰勒从不知道具体发生了什么事情。

泰勒的父亲在和第一任妻子结婚不到一年的时候，他就撞见了妻子和另一个男人发生性关系。这一打击让泰勒的父亲难以承受。他离开了家乡，辞去了工作，远离了自己的朋友，没有对任何人说起这件事。泰勒之前对此也一无所知。泰勒出现勃起障碍后前来咨询，在咨询的推进过程中，他开始向父亲了解，在他和母亲结婚前还有没有和其他人有过关系，泰勒这才开始了解到这件事。在之后的咨询中，泰勒告诉我，当他问父亲这些问题时，父亲会在短时间里停止呼吸，并双唇紧闭。听起来父亲确实像是想要保住关于过去的秘密。然而最终，他还是和泰勒说了第一任妻子的事情。

　　泰勒这才明白，尽管已经过去很久，父亲也已经再婚，但他受伤的心从未得到愈合。父亲心中未处理的创伤现在开始影响到了泰勒的婚姻。尽管父亲从未与人说起过自己经历的痛苦，而这种感觉却如此强烈地存留在泰勒身上。泰勒无意中成了父亲所受创伤的继承者。

　　对于泰勒而言，这一领悟仿佛唤醒了他的整个身体，就像从一次沉沉的睡梦中醒来。他终于明白，为什么当他想和乔斯林进行性行为时，身体会变得僵硬。他终于明白了自己身体出现功能障碍的原因。勃起障碍让他可以远离自己深爱的人。表面看来，这似乎不符合逻辑，但从更深层次来理解，泰勒明白了这是因为他害怕乔斯林会伤害自己。

　　不与乔斯林发生性行为，其实是泰勒无意中保护自己的方式，这样他就不会被乔斯林可能出现的不忠所伤害。这样，他就不会像他的父亲觉得自己"无法满足"第一任妻子一样，觉得自己"无法满足"乔斯林。勃起障碍让他保持安全，不用面对可能被拒绝的风险。被乔斯林拒绝是泰勒不想经历的体验。而他的不安其实也让他自己开始拒绝这件事。

　　对于泰勒而言，他最想要的就是修复关系。他知道乔斯林真的很爱他，在他们性方面出现问题时也一直陪着他。尽管他延续了父亲的痛苦，但他明白他可以不再带着这种感受生活。父亲的创伤并不属于他。

盲目的爱

古希腊哲学家维吉尔说过："爱可以战胜一切。"只要我们足够爱对方，不管有多大的困难，彼此一定能够渡过难关。甚至披头士也在唱："爱就是我们需要的全部。"但是，如果在我们的生活里隐藏着一些本身错误的无意识忠诚，那我们只能说要维持和伴侣的关系，爱（在家庭里无意识表达出的模式）可能"超出"了我们的能力。

只要我们陷入复杂的家庭模式中，我们的关系就很可能面临一些问题。但只要我们能够意识到，从家庭无形影响中抽离出来，我们就能解决这些问题。识别我们的核心语言是一种方法。将无形化为有形，我们就能更自由地去付出和接受爱。诗人里尔克理解维持一段关系的困难。他写道："一个人爱另一个人，这可能是最困难的事情了，是最终的考验与测试，之前所有的工作不过是为此做准备的。"[1]

下面列举了 21 种会破坏我们与伴侣之间关系的家庭动力模式，其中有一些甚至可能让我们无法开始一段关系。

影响关系的 21 种动力状态

1. 你和母亲的关系不好。你和母亲之间未处理好的部分可能会在你和伴侣之间重复。

2. 你排斥或责怪父母中的一方，或是对他（她）有看法。父母身上的那些你不喜欢的情绪、特质和行为，它们可能也在无意中存在于你自己身上。你可能会将你对父母的不满投射在你的伴侣身上。你可能会吸引与父母（你排斥的那一方）有相同特质的人。当你排斥父母中的一方时，你可能会为了平衡这种排斥而在关系里很痛苦。你可能会主动离开你的伴侣，或是对方离开你。你在关系中可能会感到空虚，你也许会选择独自一人。与父母中性别相同的一方关系亲密，这让我们更加能够去对另一半做出承诺。

3. 你把父母中一方的感受当成了自己的感受。 如果父母有一方对另一方有负性的感受，你也很可能会对你的伴侣延续这种感受。对伴侣的不满是可以在代际之间传递的。

4. 你与母亲之间的关系发生了早期中断。 这种情况下，当你在亲密关系中努力和伴侣维持关系时，你很可能会感到一定程度上的焦虑。由于你没有意识到这一焦虑其实来自早期关系的破裂，你可能会在伴侣身上找茬，或者为了让自己避免亲密而制造一些冲突。你可能会感觉自己总是得不到满足、渴望亲密、容易嫉妒，并且感到不安。或者正好相反，你可能表现得非常独立，也从不在关系里寻求过多。可能你会努力回避亲密关系。

5. 过去你一直在照顾父母的感受。 理想的情况下，在亲子关系里，父母是给予的一方，孩子是接纳的一方。但是对于很多孩子而言，他们的父母总是很悲伤、抑郁、焦虑、不安，他们更多的是去安抚父母，而不是接受父母的爱与关怀。在这种情况下，孩子满足自己的需求变成次要的了，并且随着一直习惯性地去付出而不是得到，最初本能需要能够得到满足的体验也变得模糊了。在以后的生活中，这些孩子可能会对伴侣付出很多，束缚着两个人的关系，或者完全是相反的情况。这些孩子有可能觉得自己被伴侣的需求压得喘不过气，他会在关系里封锁自己的情感，表现出厌恶。

6. 你的父母在一起过得不幸福。 如果你的父母彼此之间相处得不愉快，你可能也会不允许自己过得比他们好。你对父母有一种无意识的忠诚，这会让你防止自己比他们过得幸福，尽管你知道他们是希望你幸福的。如果一个孩子成长在幸福受到限制的家庭里，那当他（她）感到幸福时，会觉得内疚或不安。

7. 你的父母分开了。 如果你的父母已经不在一起了，你可能无意识地也会离开你的关系。当你长到当初分开时他们的年龄时，或者是当你和伴侣在一起的时间到了他们当初分开的那个时间，或者是你的孩子长到他们分开时你那么大的时候，你就可能会想要停止你的关系。不过，你也可能会继续维持关系，但情感上已经分离了。

8. 你的父母或祖父母抛弃了从前的伴侣。 如果你的父亲或祖父离开了以前的妻子，或是某个曾以为会和他走向婚姻关系的人，身为女儿的你会对此进行补偿，和那个女人一样一直保持单身。你可能会觉得自己"配不上"，就像那个人觉得配不上你的父亲或祖父一样。

9. 你母亲深爱的人伤害了她。身为孩子的你可能在无意中也融入母亲的伤心之中。你可能会失去你的初恋，或者承担起你母亲苦恋的感受，或者是感觉自己不够完美或配不上对方（就和母亲一样）。你可能会觉得自己永远无法和你理想的人在一起。如果你是男孩，你可能会努力取代初恋的位置，变成母亲伴侣一样的角色。

10. 你父亲深爱的人伤害了他。身为孩子的你可能在无意中也融入父亲的伤心之中。你可能会失去你的初恋，或者承担起你父亲苦恋的感受，或者是感觉自己不够完美或配不上对方（就和父亲一样）。你可能会觉得自己永远无法和你理想的人在一起。如果你是女孩，你可能会努力取代初恋的位置，变成父亲伴侣一样的角色。

11. 你的父母或祖父母一直一个人。如果你的父母或祖父母中有一个人离开了（或去世），只留下了另一个人，你可能也会一直一个人。如果你开始了一段关系，你可能会制造矛盾或是距离感，这样你也会感到孤独。因为无意识地保持忠诚，所以你会找到一种方式来分担这种孤独。

12. 你的父母或祖父母在婚姻里很痛苦。例如，你的祖母陷入一段没有爱情的婚姻，或者是你的祖父（因去世、酗酒、赌博）让祖母独自抚养孩子，作为孙女的你可能会无意中把这些和婚姻联系起来。你可能会重复这一经历，或者是排斥和伴侣结婚，因为害怕自己会发生同样的事情。

13. 你的父母一方可能轻视另一方。 你可能也会受到伴侣的轻视，因为身为他们的孩子你可能会重复他们的经历。

14. 你的父母很早就离世了。 如果在你的小时候父母去世了，无论是在从生理距离还是情感距离上，你可能都会疏远你的伴侣（当你到了父母去世时候的年纪，你和伴侣在一起的时间到了他们去世时在一起的时间，或是你的孩子到了你父母去世时你的年龄）。

15. 你的父母中一方对另一方不好。 如果你的父亲对你母亲不好，身为儿子的你可能也会用同样的方式对待你的伴侣，这样就不会让你的父亲一个人成为那个"不好的人"。而如果你是女儿，你很可能会找一个对你不好的伴侣，或者这个人会和你很疏远，因为你很难让自己比母亲过得幸福。

16. 你伤害过之前的伴侣。 如果你很严重地伤害了过去的伴侣，你可能会通过无意识地破坏现在的关系来弥补过去造成的伤害。而你现在的新伴侣，会无意识地感受到他（她）也受到了伤害，因而甚至可能会与你保持一些距离。

17. 你有过很多伴侣。 如果你有过很多伴侣，你可能会丧失维持一段稳定关系的能力。因为分开会变得更容易，关系会失去其深度。

18. 你流过产或是把孩子送给别人抚养。 在这样的情况下，你会活在愧疚和悔恨中，你可能不允许自己在关系里获得幸福。

19. 你成了母亲的"知己"。 如果你是男孩，你努力地满足母亲的需求，让她得到未能从父亲那里得到的东西。之后，你可能会发现自己很难对一位女性承诺。你可能会从心理或生理上封闭自己，因为你害怕你的伴侣像母亲一样对你索取太多。一个男孩如果和母亲关系很好，他会很容易和女性建立关系。他甚至会很花心，让很多人都为他心碎。解决办法就是与父亲建立更亲密的关系。

20. 你是你父亲最疼爱的人。 一个女孩如果和父亲的关系比和母亲更加亲近，那她常常会对选择的伴侣感到不满。但问题并不在伴侣身上，而是她自己对母亲的距离感。她和母亲的关系就可以反映她和伴侣的关系情况。

21. 家庭里有人还未成婚。 如果家里有人（叔伯、姑姨、兄弟姐妹等）一直没有结婚，你可能会对他们产生认同。这个人可能是被轻视和嘲笑的，或者被认为不如家里其他人。但你会无意中和他（她）结盟，这样你也可能不会结婚。

第 13 章

关于成功的核心语言

你必须接纳内心的那些混乱与不安，这会让你成为一位闪亮的巨星。

——弗里德里希·尼采 (Friedrich Nietzsche)，*Thus Spoke Zarathustra*

很多自助手册告诉我们，只要遵循作者拟订的计划，我们就会赢得财富，获得成功。书上的方法包括：形成高效的行为习惯，扩充社交圈，想象未来成功的样子，还有不断重复与挣钱有关的想法也被誉为是致富的一种方法。但有些人无论做什么，无论去遵循怎样的计划，似乎都没有见到他们实现目标，这是什么原因呢？

当我们追求成功的路上遇到阻碍或是进入死角，在家族史中探索原因有重要的意义。家庭中未处理的创伤事件会阻碍我们实现成功和接受成功。家庭动力从我们会无意中认同家里某个失败过的人，或是受到欺骗（或欺骗别人）的人，到接受了不该接受的继承物，再到经历和母亲早期分离的创伤，这都会影响我们的安全感，并觉得金钱很重要。在本章结束时，你会看到一系列的问题，它们会帮助你觉察，在你前进的路上是否有来自家庭创伤的阻碍。你也会学会如何从你对失败和成功的恐惧中提取自己的核心语言，以及如何让自己重回正轨。

首先，让我们先来看一看别人是怎样用核心语言的方法来使自己解脱，从而变得更成功的。

弥补家庭中曾犯过的错

本的律师事务所关门已经有一周了。在多次试着重振事务所都失败以后，他觉得还是放弃为好。"我只是在苟且偷生，"他和我说，"我只能勉强维持着生计。"

本的核心语言："我只是在苟且偷生。我只能勉强维持着生计。"

本描述了他成年后一直以来的生活模式：一直有做不完的事情，不停地见大客户……突然，一切跌落谷底。"我感觉我永远也保不住我努力争取的东西。我只是在苟且偷生。"当你仔细去听本的核心语言时，你可能会听到这里面像是有某个人在哭诉，这个人生活很窘迫，他（她）"只是苟且偷生"，他（她）只能勉强维持生计。那么现在的问题是：这个人是谁？

在本的家庭中，核心语言能够带着我们找到问题的根源。本回想起童年时去佛罗里达的经历。从 20 世纪 30 年代到 70 年代，本的祖父在佛罗里达中部拥有一个柑橘园，并且经营得非常好。柑橘园主要依靠外来人口的辛勤劳动，而他们实际收入却微乎其微，家族凭借此在那一时期积累起一定的财富。而这些劳动人口依靠极低的工资来维持生计，也没有能力偿还债务，他们过得十分穷苦。当本的祖父家族兴旺并住进豪宅时，这些农夫还挤在破旧的棚户区里。本记得在他小的时候，他还和那些农夫的孩子在一起玩。他记得那时候心里很愧疚，因为自己比他们拥有了太多。多年后，本的父亲继承了祖父的遗产，但由于经营不善，最终一切都被败空了。本最后没有继承到任何财产。在经过法律程序后，留给本的只有他无法偿还的债务，以及在银行的贷款。

直到本将自己现在的处境和他的家族史联系在一起，他才明白这其中的原因。他看到在那些外来劳动的人勉强维持生存时，他们家过着怎样富裕的生活。他们的悲惨与本家庭的优裕是直接关联的。本无意中与家里那些工人结成了同盟，重演了他们的悲惨。这就像是，本通过让自己过得穷困，从而平衡他祖父欠下的债，而这原本是不属于他自己的。

而现在，正是时候来打破这一模式了。在我们的咨询过程中，本闭上自己的眼睛，想象过去和他一起玩的孩子，还有他们的家人就站在他的面前。在他的想象中，他们穷困且颓靡。他想象自己的祖父（在他 12 岁时去世了）和那些人站在一起，他为当年没有给他们应得的酬劳而道歉。本想象自己告诉祖父，他不会再为了弥补工人的不公平待遇而在自己的事务所挣扎，他从此不再对工人的痛苦负责。

他想象祖父负起责任，并改过自新。他想象祖父说："本，这一切与你没有关系。这是我需要去偿还的债，而不是你的。"本看到了当年一起玩的小孩在对他笑，他觉得他们对他不再有恶意了。

接下来，本试图去联系当年那个家庭里的人，但已经不知道他们的下落了。于是他到慈善机构捐款，希望能够帮助到移民家庭中有医疗需求的人，也以此作为来自他的家族对其他人的善意。本重新开始经营自己的律师事务所。他开始对一些遭受大公司不公平对待的工人进行无偿服务。几周内，他接到了好几个新的且付费不错的案子。半年内，他的事务所又重新兴盛了起来。

当我们在家庭中追溯财政问题的根源时，我们要问下面的这些问题：我们是在无意中对以前某个人进行补偿吗？很多人都会无意识地延续过去的痛苦和不幸。本正是如此，下面要说的洛蕾塔也是这样。

洛蕾塔最想实现的就是拥有自己的事业。30 年来，正如她自己说的，她的"辛勤与汗水"都投进了她所在公司的老板口袋里。然而，每次她有机会去开展自己的事业时，她会变得畏缩不前。"好像有什么在阻碍我前进，有一些我没有意识到的东西在阻碍我迈出下一步，"她说，"就好像是我不配拥有我所得到的。"

洛蕾塔的核心语言："我不配拥有我所得到的。"

如果我们想让洛蕾塔的核心语言带我们回到过去，需要在心里问下面的三个过渡问题：

1. 谁"不配得到他们所拥有的?"
2. 谁受到了"阻碍"?
3. 谁无法"前进"?

答案还是很快出来了。洛蕾塔的祖母将家里收入可观的农场留给了她的父亲,但什么都没有留给她父亲的四个兄弟姐妹。她的父亲生活优裕,而兄弟姐妹却很艰苦。他们之后的关系变得很疏远。

洛蕾塔的父亲获得了一种不公平的优越。而洛蕾塔作为她父母唯一的孩子,她正像她的叔叔姑姑们一样经历着经济上的困苦,让家庭条件从"优越"变成了"恶劣"。一切像是为了当年的不公平,洛蕾塔无意中阻碍着自己获得成功。当她意识到自己无意识地在用现在的错误弥补当年的错误时,她开始能够承担起风险,去开始自己的事业了。

洛蕾塔的核心语言将她带回到当年家庭农场的事件,追溯到当时"不应得的获取"。本的经历也很相似。不过,不是所有遇到此类问题的人都能在家庭里找到这样明显的事件。下面要说的约翰·保罗,隐藏在他的问题下的家庭事件就不那么明显了。

与母亲之分离,与他人之疏远

约翰·保罗也希望事业有所发展,尽管他采取了行动,但如我们接下来会了解到的，结果却不尽如人意。不过通过探索他的核心语言地图，他找到了一些线索，有了一些觉察。

20 多年来，约翰·保罗一直逗留于一份没有前途的工作，他看着比他能力差的人都获得了比他更高的职位。他不喜欢说话，在办公室会议和社交场合里，他都更喜欢坐在角落的位置。他不惹人注目，一直没有受到过高层的注意。因为他从来没有被指派过任何特殊的任务，他也从不用承担犯错的风险。他觉得领导者这个角色充满压力，因为会受到大家的瞩目和评判，因此只是征求作为领导者的想法都让他无法承受。他觉得这太危险了。

"我会被拒绝的，"他说，"我走错了一步就会失去一切。"

约翰·保罗的核心语句："我会被拒绝的。我只要走错一步就会失去一切。"

在这个案例中，我们不需要追溯到上一代，只要探索约翰·保罗在童年时发生的一件事——和母亲的分离。很多人都有过和母亲分离的经历，也像约翰·保罗一样，从来没有想过它对我们成年后的影响。对于约翰·保罗来说，他从童年时期就不再信任母亲的爱与支持。因此，当他成年后与他人建立关心时，他变得格外谨慎小心。因为感受不到母亲对他的支持，在他想要去争取自己想要的东西时，他会感到不安和犹豫。"如果我说错了什么，或者做错了什么，"他非常害怕地说道，"我就会被排斥或者被送走。"

约翰·保罗不知道怎样将他害怕受到排斥和与母亲分离的经历联系在一起。在他 3 岁时，那年夏天父母外出度假，他被送到了祖母家。他的祖父母有一个农场，虽然他们给约翰·保罗提供了很好的物质满足，但每当大人们去忙自己的事情时，他会被一个人留在婴儿护栏里。在假期过了一半的时候，祖父生病了，这进一步分走了祖母的注意力和精力。看到祖母如此不堪重负，他很快明白，为了不让祖母生气，他只能让自己变得安静，把自己隔离起来。

当他的父母回来时，他没有办法告诉父母这段时间他有多么害怕。他想要重回父母的怀抱，却受到了阻碍：他的父母只看到了他不再愿意被拥抱，并认为这是在他们离开的时间里约翰·保罗变得独立了。但实际上完全不是这样。他表现出来的自主只是对内心的一种掩饰，他不确定自己相信母亲会在这里陪着他。约翰·保罗没有意识到，他为了保护自己不再更加失望，他封闭了自己开放外向的一面。从此变得沉默，不爱说话。

在独立的表面下，其实是渴望亲密和害怕受伤之间的犹豫。这种状态也成了他成年后生活的基调。他害怕被拒绝，害怕失去，他用极端的方式来避免自己原本渴望的亲密。对于约翰·保罗而言，尝试冒险并不是一种选择，因为一旦出现问题就意味着，他会再一次"失去一切"。

如果我们和母亲早期的关系受到了破坏，我们以后的生活都会受到恐惧和不信任的影响。

另一位来访者伊丽莎白也是如此。她和约翰·保罗一样，在童年时经历了和母亲的分离。在她7个月大时，她在医院待了两周，得不到母亲的照顾。她3岁时就在医院呆过一周，之后7岁时又经历了一次这样的分离。

伊丽莎白的工作是数据录入专员，办公室还有另外30位同事，她说这种工作状态就像是"人间地狱"。她一整天都可以不和任何人说话。她和同事之间的关系如此极端，因而她开始避免任何沟通，而只用"是"或"不"来回答别人对她的任何问题。"如果我说错了什么，"她说，"我就会被排斥，所以干脆不说。"

她还说到自己在夜里反复出现的强迫性思维和恐惧，"每次说了话以后，我都会在心里反复地去想刚才的对话。'我有没有说错什么？我伤害到别人了吗？我有没有说的和以前不一样？'或者我会一直给朋友发信息问：'你怎么不理我了？你生我气了吗？'。"她看到同事在一起说话时会更加害怕，因为她担心他们是在谈论她。

最后她担心自己会被牺牲掉，有可能被开除，或者是受到集体的忽视，或被排除在团队以外。这一切会带来的感受就和她当年在医院时的感受是一样的，充满孤独和无助。伊丽莎白和约翰·保罗一样，并没有意识到将现在的情况与当年的分离联系起来。

伊丽莎白的核心语言："他们会排斥我，我会被忽略，我无法融入，我会一直都是自己一个人。"

与约翰·保罗一样，伊丽莎白也害怕被抛弃，并且她的解决办法也是变得谨慎小心。当她把现在与过去联系起来时，她开始明白是小时候自己的处理方式无意中限制了自己现在的生活。

对于他们俩而言，他们需要做的就是疗愈自己内心对母亲的意象（缺乏支持和关爱）。在他们明白内在的意象对目前生活的阻碍时，他们都更开放地去看待母亲给予过自己的部分。约翰·保罗开始想起来，在他画母亲的时候，母亲有多开心。而伊丽莎白也发现母亲并没有忽视她。当她在医院的时候，是她选择疏远了母亲。她现在明白了，母亲很多次想要去对她表达爱，而她一直在拒绝。实际上母亲一直很爱她，也带给她很多支持，这一切远比她自己意识到的要多很多。

当伊丽莎白明白当年的分离带给自己的影响后，她感觉自己又重新感受到了希望。这是她第一次看到了不一样的可能性，有一条路通向了某一个地方。她的核心语言反映的只是一个小孩感觉自己遭到了母亲的抛弃，并觉得很孤单。这是第一次，她在一直以来的绝境里看到了光亮。在核心语言的帮助下，她走向了新的方向。

对成功有影响的家庭动力

我们在事业方面的表现不仅会受到与母亲早期分离的影响（如伊丽莎白、约翰·保罗），也会受到家族里不公平的债务或继承的影响（如本和洛蕾塔）。同时家庭中的很多动力机制都会影响到我们与获得成功的关系。在接下来的部分，我们会探讨其他几种影响我们的动力模式，每一种都会无形地影响着家族中的后代，并可能阻碍我们前进的道路。

拒斥父母中的一方会影响我们的成功

不管我们怎样描述我们的父母，他们是好或者不好，我们如何因他们所做的或未做的事而感到受伤……只要我们是拒斥他们的，这就会对我们产生阻碍。

在很多方面，我们与父母的关系就像是我们与生活的关系。那些认为父母赋予了自己很多的人，通常也会感觉生活给予了他们很多。我们若觉得从父母那里只得到了很少的东西，那么我们也会觉得在生活里得到的很少。我们觉得父母亏待了自己，就会觉得生活亏待了自己。

当我们排斥母亲时，实际上我们也在无意中远离生活令人舒心的一面。我们会感觉，安全感、关怀、照料这些与母爱有关的部分统统都消失了。无论我们拥有多少，我们都会觉得自己一无所有。

排斥父亲同样也会对我们造成影响。例如，一个男性如果是排斥自己的父亲的，那他在和其他男性相处时，就会感觉到不舒服或不自在。他甚至会发现自己对要承担作为父亲的责任会感到犹豫或勉强（不管他的父亲是整个家庭的支撑者，还是失败者）。

与父母的任何一方有未完成的事件，这也会影响到我们的工作或社交。我们会无意识地重演家庭中未完成的动力状态，我们可能会去制造冲突，而不是真正地去建立关系。我们把对父母的感受投射到老板或同事身上时，我们自己也很难取得成功。

重复排斥那一方的生活经历

当我们排斥父母中一方时，会发生奇怪的相仿：我们无意中会重复他（她）的经历。我们认为在他们身上无法接受的部分会在自己的生活里重现。这样的"遗传"是我们最不愿发生的。

我们以为这样的假设才是正确的：我们越远离父母，就越不会重复他们的生活，不会再经历与他们类似的痛苦。而事实是相反的。我们越疏远他们，越可能变得和他们相似，并且让自己的生活也变成他们的样子。

假如我们是因为父亲酗酒或没有成就而排斥他，我们自己也会像他一样酗酒或是屡遭失败。无意中我们追随了他的脚步，因为通过分担那些我们认为不好的部分，我们是在悄悄地与父亲建立连接。

凯文和父亲之间的秘密连接

36 岁的凯文为自己目前的成就感到自豪，他做了到一家名列前 10 的互联网公司的管理层。但是，他一直担心自己酗酒的毛病会毁了他的生活。"我害怕有一天会崩溃，害怕失败并失去我努力争取到的一切。"

凯文的核心语言："我会崩溃，会失败，并失去我努力争取到的一切。"

其实，凯文的父亲就如他的担心中描述的那样。凯文的父亲过去是洛杉矶一位优秀的律师，他开始酗酒以后，失去了工作，身体也出现问题。整个家庭最终连房子也没有了。那时凯文 10 岁，母亲带着他离开了父亲。他经常听母亲说："他不是一个好父亲，他毁了我们的生活。"自那以后，凯文没有再见过父亲。父亲因为肝衰竭很早就过世了，当时凯文 22 岁，也是从那时候起，凯文也开始酗酒了。

凯文记得，他以前听说过父亲在 12 岁时发生的一次事故。当时父亲和他 9 岁的弟弟爬到一个废弃的仓库上，弟弟后来从屋顶上掉了下去，并从此失去了生命。凯文的父亲对弟弟的死非常自责。凯文现在明白了，因为他的父亲觉得自己对弟弟的死有责任，因此他觉得自己不能持续美满的生活，因为他的弟弟再也没有机会过这样的生活了。

通过咨询过程中的探索与觉察，凯文把自己的境遇联系了起来。他认识到，过早地离世，不过是让家庭遭受更大的灾难。他终于明白了父亲一直承受着自责，他发现自己是深爱着父亲的。他的内心对父亲充满了同情。他把父亲推开了这么久，现在他对此觉得很抱歉。

只要将一切联系起来，凯文就能让生活发生改变。他不再喝酒了，并且第一次感受到父亲从身后给予他的支持。他现在对未来的生活充满了激情。

对失败的无意识忠诚

重蹈父母的不幸并不一定在排斥父母的情况下出现。有时，我们和父母无意识建立起来的连接，它也会让我们陷入同样的困境。这样的情况下，尽管我们尽最大的努力去争取成功，我们也会发现，我们实际上不允许自己比父母拥有得更多。

例如，如果我们的父亲在生意上失败，无法给家庭带来经济上的支持。我们可能无意中就会和他一样也遭遇失败。一旦陷入无意识的忠诚，我们可能就会阻碍自己获得成功，从而保证我们不会比他做得更好。

我的另一位来访者巴特，他是销售团队里业绩最差的。他挣的钱只够勉强过日子。当我问起他的父亲时，他告诉我，他的父亲只有初中的受教育水平，并且生活得很简朴。我问他，如果他拥有很多钱的话可能会发生什么，他说他害怕自己会失去"生活的简朴"，这是父亲一直颂扬的一种美德。"有钱会贬损了我的生活，让我的生活变得复杂。最本质的东西就会失去。"

巴特的核心语言："有钱会贬损我的生活。"

看起来，巴特是在仿照父亲的价值观。巴特明白了自己是在无意中对父亲保持忠诚，才不让自己比父亲成功，认识到这些后，他开始重新考虑经济上的目标。巴特很清楚地知道，父亲对他真正的期望从来都不是他的成功受到阻碍。巴特加快自己的步伐，在8个月内，他的销售额翻了两倍。

我们无意识保持忠诚的不只有对我们的父母，还有家里的其他成员，比如婶婶、叔叔、祖父母等。

保罗就是这样的情况。在保罗一次次错过升职机会后，他决定来找我做咨询。尽管我无意针对他，但他出现时的确蓬头垢面、衣服破旧不堪并且很脏，这可能是让他看起来乱糟糟的原因。他看起来怎么也没有任何领导的特质。

保罗记得在他小的时候，他为祖父感到难堪，因为祖父是整个镇上大家都瞧不起的人。那时祖父通过清理垃圾箱来找食物，并且每天下午都在镇里的电影院睡觉。还是小孩的保罗会和朋友们一起取笑祖父。现在，保罗已是成年人了，他却穿得像祖父一样，重复着祖父的生活，再次经历着祖父拥有的恐惧。

保罗的核心语言："我不够好，他们都不要我。"

回顾保罗的家族史，祖父在 4 岁时被送到了孤儿院，因为那时他的父母日子太过艰难，没有能力抚养他。保罗现在明白了：害怕没有人要自己，害怕自己不够好，这些感受是属于祖父的。保罗只是延续了它们。

保罗认识到自己无意识和祖父建立了连接后，他终于获得了解脱。他现在对祖父感到理解和同情，并以这样的情感方式与祖父保持关系，而不再是仿照祖父的生活。从此，保罗很快也开始整理自己的外观。

遗留的未完成事件

通常，一个家庭中某个深受喜爱的人过早地离世，而大家认为他（她）还没能完整地度过一生，在这种情况下，家庭后代中的某个人会无意识地与其建立联系，因而无法实现一些重大的事情。这个人会突然停止完成人生中的主要任务，比如完成学业，或者停止可能会取得成功的生意。拖延症也可以从家人过早的离世中寻找原因。

理查德试图了解，他在生活中为什么总是重复着某个模式。

他是一位杰出的航空工程师，负责航空建造推进的一些主要工作，但他并不打算进一步获取认可。有人甚至夺取了本属于他的专利。而他即使感到遭受了背叛，他只是安慰自己："我不用承担获得成功的风险，"他说，"我永远无法因我的成就而被认可。"

　　理查德的核心语言："我永远得不到认可。"

　　在理查德的家庭中，可以从过去找到与此对应的经历。理查德的哥哥死于难产。家里没有人说起哥哥或有关他的死。理查德其实是忠诚于哥哥的，因为哥哥被遗忘或者说是没有得到家人的承认，因而理查德也得不到认可。当他认识到过去带给自己的影响后，他拿自己的新发明申请了一项专利，并取名为"最后的希望"。理查德向生活迈了一大步，同样生活也朝他迈了一大步。他申请到了专利，并且他的发明成为航空业的主要部分。

　　我们会像家庭里某个过早离世的人一样不被认可或者被遗忘，同样家庭里如果有某个患有身心（或情绪）疾病的人，我们也会因为忠于他们而限制了自己的生活。对我们认为他们在某些方面受到限制的家人忠诚（如兄弟姐妹、叔叔婶婶、父母或祖父母），我们也会无意识地以同样的方式限制自己的生活，限制我们自己获得成就。

过去困苦对当下美好的影响

　　有时，我们会无意中与先人结成同盟，当时的他们生活条件很苦，难以养活自己和孩子。也许，是战争、饥饿或是杀害迫使他们离开了家乡，离开原本的归属，到一个新的地方开始新的生活。如果先人经历过苦难，我们可能会延续他们的痛苦（自己并没有意识到），并且在努力过更好的生活的过程中会受到阻挠，因为我们很难允许自己过得比他们好。

通常，进行一些简单的仪式，悼念曾经生活不易的先人们，还有他们曾经生活的地方与文化，这能让我们从他们的付出中汲取"新"的生活能量。只要承认在我们身上带着过去的烙印，我们是从自己的家乡和文化中走来的，这就会让我们允许自己开启全新的生活。

不仅如此，当我们感激为我们提供庇护的新土地，感激给我们新的机会来追求成功，我们的根基会更加扎实。除此之外，如果我们还能为这片新土地做一些事来作为回报（交税、守法、做慈善），从而平衡家族从这里获取的益处，我们从此就能更好地在这片新土地上生活。

个人的内疚会阻碍成功

有时，我们会利用某个人，或者是伤害到他们，给他们造成了巨大的痛苦。可能我们会通过一些阴谋来获取不应得的钱财，例如为了钱结婚，或是挪用公款。一般这样的事发生后，我们都无法"安心地拥有"这些得来的钱财。无论我们内心是否愧疚，无论我们是否考虑过这些行为的后果，我们自己或我们的孩子都会生活得很低下，以此来弥补我们造成的伤害。

总的来说，我们的行为造成的后果、家庭里未处理创伤带来的影响、我们和父母的关系与家庭中任何不幸的家庭成员的缠绕，这些都会成为我们成功路上的阻碍。只有我们与过去建立联系，让失衡的部分变得完整，我们才算是迈出了关键的一步。当我们尊重过去的所有人和所有的事情，未完成的事件才会真正留在过去，我们才能获得更多的自由、更少的阻碍，才能真正地向前方迈进。

关于成功的 20 个问题

在你探讨家族史对你获取成功的影响时，你需要思考下面的问题。

1. 你和母亲的关系不好吗？（回顾你在第 7 章写下的核心叙词。）
2. 你和父亲的关系不好吗？（回顾你在第 7 章写下的核心叙词。）
3. 你的父母在事业方面成功吗？
4. 父母中有一方不能支持家庭吗？
5. 在你小的时候，父母有没有分开？
6. 你母亲对父亲的态度是什么？
7. 你父亲对母亲的态度是什么？
8. 在你小的时候，你有没有经历过和母亲的分离（生理或情感上）？

9. 你的母亲、父亲或祖父母有过早去世的吗?

10. 你的父母或祖父母有没有兄弟姐妹在很小的时候就去世了?

11. 你或者你的家人中,有人从其他人的损失中获取过利益吗?

12. 有人骗取了遗产吗?

13. 有人不平等地继承了遗产吗?

14. 在你的家庭里,有没有人经历过破产或者让家庭陷入经济困难?

15. 有没有不是你家族里的人导致你的家庭陷入经济困难?

16. 你的家庭里有人因为没有成就、赌博等而被排挤吗?

17. 家庭里有人曾经特别贫穷吗?

18. 你或者你的父母是移民过来的吗?

19. 你的家人有被迫逃离或被赶出家乡的吗?

20. 你或者家庭中的其他人有没有伤害、欺骗或利用过别人?

第 14 章

疗愈之核心语言

It Didn't Start with You

如果你认真地看一看自己的手掌，你会看到你的父母，还有家庭里过去的先辈。这一刻，他们都还在，他们每个人都与你共存着。你是他们每个人的延续。

——一行禅师（Thich Nhut Hanh），*A Lifetime of Peace*

在本书中，我介绍了一种新的方法，它倾听你的核心语言，它能帮助我们看清家庭里过去隐藏的部分。在探索如何解读我们的核心地图的过程中，我们会明白哪些部分是属于我们自己的，而哪些部分其实是来自家族史中的创伤事件的。当我们揭示了真正的根源，过去的模式就会被打破，我们便可以建立新的模式，展开新的生活。

我希望的是，当你回顾之前你写下的那些恐惧时，你已经能够有一些启示，或者能够稍微感到一些轻松。可能现在的你，仍然对在这本书中想到的那些家人怀有归属感或同理心；或者你可能已经和他们建立了新的关系，他们带给你的是支持感，让你觉得有所依靠，而不是你自己一个人；或许你已经能够感受到他们就在身边支持着你，带给你安慰。

花一些时间来感受这种支持，将你的呼吸倾注于你感受到支持的那个部位。现在，新的感受已经在你身上存在了，它需要你的关注和照料来让它变得有活力。每一次有意识的呼吸，你都会感觉到平静与幸福向身体各个部位蔓延，成为你的一部分。每一次吸气，让所有愉悦的感受在你的体内扩散；每一次呼气，让你的害怕随着气体呼出体外。

下一步：继续完成转变

在你已经意识到核心语言及其来源后，你可以继续让自己从继承到的恐惧中抽离出来。之前让你深陷痛苦的无意识模式，现在可以成为让你实现自由的一种资源。如果你发现以前的感受又回来了，只要再继续完成下面的步骤就可以了。

大声地说出你的核心语句，或者是在心里默读。在你说的时候，允许过去的那些恐惧出现，只要过一些时间，你就会对这些感觉变得熟悉。这些感受会成为一种信号，意味着你的核心语言已经启动，这一信号是感受性的而非认知上的。只要你能够意识到这一信号，你就有力量打破它造成的负性影响。下面就是刚才说的三个步骤：

1. 你去看到内在的那些熟悉的思维、图像和感受；
2. 承受过去的恐惧已经被唤起；
3. 采取行动从循环反复的感受中抽离出来。

你可能会告诉自己："这些并不是我的感受，我只不过是从以前的家人那里继承来的。"有时候，承认这一点就足够了。你可能会想象曾经影响到你的那一创伤事件，或者是你过去产生了认同的那个家人。当你这么做的时候，提醒自己那些感受现在已经平息了，那些与此相关的家人现在正支持着你，祝福着你。每当你重复这些步骤时，你都在进一步巩固疗愈的过程。

你可以考虑，将你的手放在身体感知那些感受最明显的部位，并做深呼吸，让你内在的呼吸变得更加绵长。当你引导着自己内在的注意力和呼吸，感受着就在某个部位的感觉时，不要让那些感觉牵着你走，你是可以转变你内在体验的。

你可能会回顾第10章里的一些练习和仪式，并会记住一些你发现很有用的疗愈语言。回到在书里让你最有力量的那种体验，提醒自己，每当你这么做时，你的大脑会形成新的神经痛苦，你的身体在建立新的经验感知。回顾那些仪式和疗愈语言，这会进一步深化疗愈，这样新的思维、意象和感受将保存下来，通过每天的运转让你逐渐稳定下来。

抵达核心语言之旅的最后一站

　　如果你已经按照书中所说的完成了每一个步骤，你现在可能已经走出最深层恐惧，而站到了它的另一边。这种感觉就像是站在山顶，俯瞰下面的山谷。从远处看，我们就像是通过一个广角镜头在看着这一切。在山谷里，有我们过去的恐惧，有难以控制的情绪感受，有来自家族的伤痛与不幸。而从现在建立的新视角来看，家庭中所有的过往现在都被看到，并且得到了接纳。

　　通过将家庭里的一些关键信息拼凑在一起，你可能已经建立了一些很重要的联系。现在，你更加了解自己，也更加明白一直以来在你身上那些无法解释的感受。改变这一切的机会就在于，这并不是你的错。可能你也已经发现，你最深层的恐惧并没有那么可怕，在跟随它的过程里，你发现了一个新的天地。现在你知道你所表现的恐惧，它本身并不让人害怕。更重要的是，埋藏在家族里最伟大的爱一直等待着被发现。这份爱是过去的家人传递下来的，是希望你能够拥有更好的人生，而不是重复过去的恐惧与不幸。这样的爱是深沉的、是无声的，也是永恒的，它将你和家族里的每一个人、发生的每一件事紧紧地连接在一起。这份爱才是疗愈一切的良药。

追溯家庭历史的问题清单

- 谁较早地过世了？
- 谁离开了吗？
- 有谁被抛弃、隔离或排除在家庭外吗？
- 有谁是被领养的或是把孩子送去领养了吗？
- 有谁死于难产吗？
- 有谁做过流产吗？
- 有谁是自杀的吗？
- 谁犯过罪或是经历了重大创伤？
- 谁经历过战争的苦难？
- 谁经历过大屠杀或是在大屠杀中死去？
- 有谁被谋杀了吗？
- 有谁谋杀了别人或是觉得自己应该为他人的死或不幸负责？
- 有谁从他人的损失中获利了吗？
- 有谁一直受到不好的评判？谁进过监狱或是精神病院？
- 谁在生理、情绪或心理方面有障碍？
- 父母或祖父母中，有人在结婚之前和其他人有过什么重要关系吗？当时发生了什么呢？
- 有人深深地被他人伤害了吗？

关于早期创伤的问题清单

- 在你母亲怀你时，发生了什么创伤性的事件吗？她当时是否高度的焦虑、抑郁或是紧张？

- 在你出生时是难产吗？或者你是早产的？

- 你的母亲经历过产后抑郁吗？

- 在你出生没多久时，你和母亲有分开吗？

- 你是被领养的吗？

- 在生命中的前 3 年，你经历过创伤吗？或者你和母亲有过分离吗？

- 你或者你的母亲是否住过院，或者被迫分开（可能是你在监护室里，或者是你做了扁桃体切除手术，抑或其他手术；也可能是你的母亲需要做手术，或是患上妊娠并发症等）？

- 在你生命中的前 3 年，你的母亲经历了创伤吗？或者是情绪上的刺激？

- 在你出生之前，你的母亲有没有失去过其他孩子，或是流产？

- 你母亲所经历的创伤是否关于你的某个兄弟姐妹（晚期流产、难产、死亡、手术等）？

术 语 表

bridging question　过渡问题
通过这个问题，可以将当前的症状（问题或恐惧）与核心创伤（或家庭里经历同样痛苦的家人）连接起来。

core complaint　核心怨言
我们的主要问题，不管是内化或指向他人的，它通常都来自创伤经历，并且会通过核心语言表达出来。

core descriptors　核心叙词
一般为形容词或描述性的短语，体现我们无意识里对父母的感受。

core language　核心语言
表达我们最深层恐惧的特殊词语和句子，可以为我们提供线索，引导我们找到未处理创伤

的根源。核心语言还能通过身体感知、行为、情绪、脉搏或疾病症状的形式表现。

core sentence　核心语句
表达深层恐惧且带有强烈情感色彩的短句。它通常反映的是我们早期童年经历或家族史中未处理创伤所遗留下的部分。

core trauma　核心创伤　指童年早期或家族中未处理的创伤，它在无意中会影响我们的行为、健康和幸福感。

genogram　家谱图　一种体现家庭关系的二维视觉表征。

healing sentence　疗愈语言
一种关于和解或处理当前境遇的语言，它能够建立新的意象，带来愉悦的体验。

致　　谢

这本书是许多人时间和精力的结晶，他们无私的奉献才让完成这本书成为可能。这一过程里他们对我表现出的所有善意与慷慨，我实在深感荣幸，并对此充满了感激。

在早期完成初稿时，Shannon Zaychuk 博士花了数不清的时间和我一起反复地写作和修改。从最初进行概念化的定义，到书上现已成形的专业名词，她的付出为这本书奠定了基础。她的专业性以及极为关键的洞察力，为字里行间赋予了更为深远的含义。

Barbara Graham，他是一位杰出的作家和编辑，也是我的指路人，无论何时我遇到阻碍，他都会为我开辟出新的方向。他无穷无尽的智慧在这本书中无处不在。

Kari Dunlop 在整个过程中的方方面面都发挥了极为重要的作用，从在家庭排列研究所工作的尽职职责，到一直给予我们非常有用的建议和情感上的支持。我很感谢她那充满创造力的精神，她带给我们慷慨的情谊，以及这一路上对我们不断的鼓励。

Carole Desanti，他是我在维京的编辑，他清晰、专业的见解让这本书得以完善，并超出了我自己原本的想象，我想对他、对Christopher Russel，以及维京整个团队大力的支持表达我无尽的感谢。

我还要对我的经纪人 Bonnie Solow 表达我深深的谢意，感谢她的智慧和完美的指导。

还有很多其他的朋友与同事都在整个过程里做出了巨大的贡献。非常感谢 Ruth Wetherow 在科学研究部分极为宝贵的协助；感谢 Daryn Eller 宝贵的意见，以及在图书方案方面的专业性；感谢 Nora Isaacs 在编辑方面的才能；感谢 Hugh Delehanty 一直以来慷慨的帮助；感谢 Corey Deacon 在神经生理学方面的协助；感谢 Stephanie Marohn 在完成初稿时给予的帮助；还要感谢 Igal Harmelin-Moria，在我迷茫时让我保持清晰的思考。

十分感谢优秀的医生 Bruce Hoffman 博士宝贵的意见和不断的支持，感谢 Adele Towers 博士一针见血的能力，总能犀利地指出关键问题。从最初开始，他们就一直鼓励我把这一方法带向世界。我还想感谢儿科专家 Raylene Phillips 在本书关键部分给予的无私帮助，以及 Caleb Finch 博士在胚胎学方面给予的专业意见。

同样要深深感谢的还有 Variny, Lou Anne Caligiuri, Todd Wolynn 博士, Linda Apsley, Jess Shatkin 博士, 以及 Suzi Tucker。他们给予的不仅仅是极为宝贵的建议，还有一直以来不断的鼓励和支持。

我还要对我所有的老师们表达深深的感谢，尤其是已故的 Roger Woolger 博士，他与人们分享了对语言的热爱。Roger 帮助我发现了那些无意识中急切想要表达的语言。他所做的一切深深地启发了我。我还想感谢已故的 Jeru Kabbal，他帮助我能够带着当前的所有不幸，活在当下。

　　在这里我无法写下任何语言来表达我对 Bert Hellinger 深切的感谢，感谢他能作为我的老师，给予我支持。他所赋予我的一切是不可估量的。

　　最后，非常感谢所有有勇气把他们的故事分享给我的人。我最深切的期望便是，在这本书的字里行间中表达对他们每个人的敬意。

注　释

第 1 章　找寻创伤

1. Mary Sykes Wylie, "The Limits of Talk: Bessel Van Kolk Wants to Transform the Treatment of Trauma," *Psychotherapy Networker*, July 16, 2015, www.psychotherapynetworker.org/magazine/article/818/the-limits-of-talk.
2. R. Yehuda and J. Seckl, "Minireview: Stress-Related Psychiatric Disorders with Low Cortisol Levels: A Metabolic Hypothesis," *Endocrinology*, October 4, 2011, http://press.endocrine.org/doi/full/10.1210/en.2011-1218.
3. R. C. Kessler, et al., "Posttraumatic Stress Disorder in the National Comorbidity Survey," *Archives of General Psychiatry* 52(12) (1995): 1048–60, doi:10.1001/archpsych.1995.03950240066012.
4. Judith Shulevitz, "The Science of Suffering," *The New Republic*, November 16, 2014, www.newrepublic.com/article/120144/trauma-genetic-scientists-say-parents-are-passing-ptsd-kids.
5. Josie Glausiusz, "Searching Chromosomes for the Legacy of Trauma," *Nature*, June 11, 2014, doi:10.1038/nature.2014.15369, www.nature.com/news/searching-chromosomes-for-the-legacy-of-trauma-1.15369.
6. Rachel Yehuda, interview with Krista Tippett, *On Being*, July 30, 2015, www.onbeing.org/program/rachel-yehuda-how-trauma-and-resilience-cross-generations/7786.
7. Ibid.

第 2 章　跨越三代的生命：家庭之躯

1. C. E. Finch and J. C. Loehlin, "Environmental Influences That May Precede Fertilization: A First Examination of the Prezygotic Hypothesis from Maternal Age Influences on Twins," *Behavioral Genetics* 28(2) (1998): 101.
2. Thomas W. Sadler, *Langman's Medical Embryology*, 9th ed. (Baltimore: Lippincott Williams & Wilkins, 2009), 13.
3. Finch and Loehlin, "Environmental Influences That May Precede Fertilization," 101–2.
4. Tracy Bale, "Epigenetic and Transgenerational Reprogramming of Brain Development," *Nature Reviews Neuroscience*, 16 (2015): 332–44; doi:10.1038/nrn3818.

5. Bruce H. Lipton, "Maternal Emotions and Human Development," *Birth Psychology*, https://birthpsychology.com/free-article/maternal-emotions-and-human-development.
6. Bruce H. Lipton, PhD, *The Wisdom of Your Cells: How Your Beliefs Control Your Biology* (Louisville, CO: Sounds True, Inc., 2006), audiobook, Part 3.
7. Ibid.
8. K. Bergman, et al., "Maternal Prenatal Cortisol and Infant Cognitive Development: Moderation by Infant-Mother Attachment," *Biological Psychiatry* 67(11) (June 2010): 1026–32, doi:10.1016/j.biopsych.2010.01.002, Epub February 25, 2010.
9. Thomas Verny, MD, and Pamela Weintraub, *Nurturing the Unborn Child: A Nine-Month Program for Soothing, Stimulating, and Communicating with Your Baby* (e-book) (New York: Open Road Media, 2014), in the chapter "Why the Program Works."
10. Ibid.
11. Lipton, "Maternal Emotions and Human Development."
12. Ibid.
13. "Definition of Epigenetics," MedicineNet.com, www.medterms.com/script/main/art.asp?articlekey=26386.
14. Alice Park, "Junk DNA—Not So Useless After All," *Time*, September 6, 2012, http://healthland.time.com/2012/09/06/junk-dna-not-so-useless-after-all/.
15. Danny Vendramini, "Noncoding DNA and the Teem Theory of Inheritance, Emotions and Innate Behavior," *Medical Hypotheses* 64 (2005): 512–19, esp. p. 513, doi:10.1016/j.mehy.2004.08.022.
16. Park, "Junk DNA—Not So Useless After All."
17. Michael K. Skinner, "Environmental Stress and Epigenic Transgenerational Inheritance," *BMC Medicine* 12(153) (2014): 1–5, esp. pp. 1, 3, www.biomedcentral.com/1741-7015/12/153.
18. Vendramini, "Noncoding DNA and the Teem Theory of Inheritance, Emotions and Innate Behavior," 513.
19. Danny Vendramini, "Paper 5 of 5: The Teem Theory of NonMendelian Inheritance," 23, 25, www.thesecondevolution.com/paper5dna.pdf.
20. Tori Rodriguez, "Descendants of Holocaust Survivors Have Altered Stress Hormones," *Scientific American Mind* 26(2) (February 12, 2015), www.scientificamerican.com/article/descendants-of-holocaust-survivors-have-altered-stress-hormones.
21. Alisha Rouse, "Holocaust Survivors Pass the Genetic Damage of Their Trauma onto Their Children, Researchers Find," *The Daily Mail*, August 21, 2015, www.dailymail.co.uk/sciencetech/article-3206702/Holocaust-survivors-pass-genetic-damage-trauma-children-researchers-find.html.
22. C. N. Hales and D. J. Barker, "The Thrifty Phenotype Hypothesis," *British Medical Bulletin* 60 (2001): 5–20.
23. Bale, "Epigenetic and Transgenerational Reprogramming of Brain Development."
24. David Samuels, "Do Jews Carry Trauma in Our Genes? A Conversation with Rachel Yehuda," *Tablet Magazine*, December 11, 2014, http://tabletmag.com/jewish-arts-and-culture/books/187555/trauma-genes-q-a-rachel-yehuda.

25. Patrick McGowan, et al., "The Legacy of Child Abuse," *Headway* 4(1) (2009), McGill University.
26. Jamie Hackett, "Scientists Discover How Epigenetic Information Could Be Inherited," *Research*, University of Cambridge, January 25, 2013, www.cam.ac.uk/research/news/scientists-discover-how-epigenetic-information-could-be-inherited.
27. Ibid.
28. Brian G. Dias and Kerry J. Ressler, "Parental Olfactory Experience Influences Behavior and Neural Structure in Subsequent Generations," *Nature Neuroscience* 17 (2014): 89–96, doi:10.1038/nn.3594, www.nature.com/neuro/journal/v17/n1/abs/nn.3594.html.
29. Hackett, "Scientists Discover How Epigenetic Information Could Be Inherited."
30. Katharina Gapp, et al., "Implication of Sperm RNAs in Transgenerational Inheritance of the Effects of Early Trauma in Mice," *Nature Neuroscience* 17 (2014): 667–69, doi:10.1038/nn.3695.
31. Richard L. Hauger, et al., "Corticotropin Releasing Factor (CRF) Receptor Signaling in the Central Nervous System: New Molecular Targets," *CNS Neurological Disorder Drug Targets* 5(4) (August 2006): 453–79.
32. Hiba Zaidan, Micah Leshem, and Inna Gaisler-Salomon, "Prereproductive Stress to Female Rats Alters Corticotropin Releasing Factor Type 1 Expression in Ova and Behavior and Brain Corticotropin Releasing Factor Type 1 Expression in Offspring," *Biological Psychiatry* 74(9) (2013): 680–87, doi:10.1016/j.biopsych.2013.04.014, Epub May 29, 2013, www.biologicalpsychiatryjournal.com/article/S0006-3223(13)00361-2/abstract.
33. Max-Planck-Gesellschaft, "Childhood Trauma Leaves Mark on DNA of Some Victims: Gene-Environment Interaction Causes Lifelong Dysregulation of Stress Hormones," *ScienceDaily*, December 2, 2012.
34. Patrick O. McGowan, et al., "Epigenetic Regulation of the Glutocorticoid Receptor in Human Brain Associates with Childhood Abuse," *Nature Neuroscience* 12(3) (March 2009): 342–48, pp. 342–45, doi:10.1038/nn.2270.
35. Hackett, "Scientists Discover How Epigenetic Information Could Be Inherited."
36. Rachel Yehuda, et al., "Transgenerational Effects of Posttraumatic Stress Disorder in Babies of Mothers Exposed to the World Trade Center Attacks During Pregnancy," *Journal of Clinical Endocrinology & Metabolism* 90(7) (July 2005): 4115–18, p. 4117, doi:10.1210/jc.2005-0550, www.ncbi.nlm.nih.gov/pubmed/15870120.
37. Samuels, "Do Jews Carry Trauma in Our Genes?"
38. Rachel Yehuda, et al., "Gene Expression Patterns Associated with Posttraumatic Stress Disorder Following Exposure to the World Trade Center Attacks," *Biological Psychiatry* (2009): 1–4, esp. p. 3, doi:10.1016/j.biopsych.2009.02.034.
39. Rachel Yehuda, et al., "Holocaust Exposure Induced Intergenerational Effects on FKBP5 Methylation," *Biological Psychiatry*, August 12, 2015, www.biologicalpsychiatryjournal.com/article/S0006-3223(15)00652-6/abstract, doi:10.1016/j.biopsych.2015.08.005.
40. Eric Nestler, MD, PhD, "Epigenetic Mechanisms of Depression," *JAMA Psy-*

chiatry 71(4) (2014), doi:10.1001/jamapsychiatry.2013.4291, http://archpsyc.jama
network.com/article.aspx?articleid=1819578.

41. Emily Laber-Warren, "A Fateful First Act," *Psychology Today*, May 1, 2009, www
.psychologytoday.com/articles/200904/fateful-first-act.

42. David Sack, MD, "When Emotional Trauma Is a Family Affair," Where Science
Meets the Steps (blog), *Psychology Today*, May 5, 2014, www.psychologytoday.com/
blog/where-science-meets-the-steps/201405/when-emotional-trauma-is-family
-affair.

43. Virginia Hughes, "Sperm RNA Carries Marks of Trauma," *Nature* 508 (April 17,
2014): 296–97, www.nature.com/news/sperm-rna-carries-marks-of-trauma
-1.15049.

44. Albert Bender, "Suicide Sweeping Indian Country Is Genocide," *People's World*,
May 18, 2015, www.peoplesworld.org/suicide-sweeping-indian-country-is
-genocide/.

45. Ibid.

46. LeManuel Bitsoi quoted in Mary Pember, "Trauma May Be Woven into DNA of
Native Americans," *Indian Country*, May 28, 2015, http://indiancountrytodaymedi
anetwork.com/2015/05/28/trauma-may-be-woven-dna-native-americans-160508.

47. Stéphanie Aglietti, "Ghosts of Rwanda Genocide Haunt New Generation," *The
Sun Daily*, April 12, 2015, www.thesundaily.my/news/1381966.

48. Rachel Yehuda, et al., "Low Cortisol and Risk for PTSD in Adult Offspring of
Holocaust Survivors," *American Journal of Psychiatry* 157(8) (August 2000): 1252–
59, esp. p. 1255.

49. Rachel Yehuda, et al., "Influences of Maternal and Paternal PTSD on Epigenetic
Regulation of the Glucocorticoid Receptor Gene in Holocaust Survivor Off-
spring," *American Journal of Psychiatry* 171(8) (August 2014): 872–80, http://ajp
.psychiatryonline.org/doi/abs/10.1176/appi.ajp.2014.13121571.

50. Judith Shulevitz, "The Science of Suffering," *The New Republic*, November 16,
2014, www.newrepublic.com/article/120144/trauma-genetic-scientists-say
-parents-are-passing-ptsd-kids.

51. Josie Glausiusz, "Searching Chromosomes for the Legacy of Trauma," *Nature*,
June 11, 2014, doi:10.1038/nature.2014.15369, www.nature.com/news/searching
-chromosomes-for-the-legacy-of-trauma-1.15369; Yehuda, "Influences of Mater-
nal and Paternal PTSD," 872–880.

52. Ibid.

53. Ibid.

54. Samuels, "Do Jews Carry Trauma in Our Genes?"

55. Sack, "When Emotional Trauma Is a Family Affair."

56. Deborah Rudacille, "Maternal Stress Alters Behavior of Generations," Simons
Foundation of Autism Research Initiative (April 18, 2011), http://spectrumnews
.org/news/maternal-stress-alters-behavior-of-generations.

57. Ian C. G. Weaver, et al., "Epigenetic Programming by Maternal Behavior,"
Nature Neuroscience 7 (2004): 847–54.

58. Tamara B. Franklin, et al., "Epigenetic Transmission of the Impact of Early Stress

Across Generations," *Biological Psychiatry* 68(5) (2010): 408-15, esp. pp. 409–11, doi:10.1016/j.biopsych.2010.05.036.

59. Gapp, et al., "Implication of Sperm RNAs in Transgenerational Inheritance of the Effects of Early Trauma in Mice."

60. Ibid.

61. Ibid.

62. Ibid.

63. Dias and Ressler, "Parental Olfactory Experience Influences Behavior and Neural Structure in Subsequent Generations."

64. Linda Geddes, "Fear of a Smell Can Be Passed Down Several Generations," *New Scientist*, December 1, 2013, www.newscientist.com/article/dn24677-fear-of-a-smell-can-be-passed-down-several-generations.

65. Dias and Ressler, "Parental Olfactory Experience Influences Behavior and Neural Structure in Subsequent Generations."

66. Tanya Lewis, "Fearful Experiences Passed On in Mouse Families," *Live Science*, December 5, 2013, www.livescience.com/41717-mice-inherit-fear-scents-genes.html.

67. Zaidan, Leshem, and Gaisler-Salomon, "Prereproductive Stress to Female Rats Alters Corticotropin Releasing Factor Type 1 Expression in Ova and Behavior and Brain Corticotropin Releasing Factor Type 1 Expression in Offspring."

68. Ibid.

69. Youli Yao, et al., "Ancestral Exposure to Stress Epigenetically Programs Preterm Birth Risk and Adverse Maternal and Newborn Outcomes," *BMC Medicine* 12(1) (2014): 121, doi:10.1186/s12916-014-0121-6.

70. BioMed Central, "Stress During Pregnancy Can Be Passed Down Through Generations, Rat Study Shows," *ScienceDaily*, August 7, 2014, www.sciencedaily.com/releases/2014/08/140807105436.htm.

71. Yao, et al., "Ancestral Exposure to Stress Epigenetically Programs Preterm Birth Risk and Adverse Maternal and Newborn Outcomes."

第 3 章　家庭的记忆

1. Thomas Verny and Pamela Weintraub, *Tomorrow's Baby: The Art and Science of Parenting from Conception Through Infancy* (New York: Simon & Schuster, 2002), 29.

2. Winifred Gallagher, "Motherless Child," *The Sciences* 32(4) (1992): 12–15, esp. p. 13, doi:10.1002/j.2326-1951.1992.tb02399.x.

3. Raylene Phillips, "The Sacred Hour: Uninterrupted Skin-to-Skin Contact Immediately After Birth," *Newborn & Infant Reviews* 13(2) (2013): 67–72, doi:10.1053/j.nainr.2013.04.001.

4. Norman Doidge, *The Brain That Changes Itself: Stories of Personal Triumph from the Frontiers of Brain Science* (New York: Penguin, 2007), 243.

5. Ibid., 47.

6. Ibid., 203–4.

7. Norman Doidge, *The Brain's Way of Healing: Remarkable Discoveries and Recoveries from the Frontiers of Neuroplasticity* (New York: Penguin, 2015), 215.

8. Doidge, *The Brain That Changes Itself*, 91.

9. Dawson Church, *The Genie in Your Genes: Epigenetic Medicine and the New Biology of Intention* (Santa Rosa, CA: Elite Books, 2007), 69.

10. Perla Kaliman, et al., "Rapid Changes in Histone Deacetylases and Inflammatory Gene Expression in Expert Meditators," *Psychoneuroendocrinology* 40 (November 2013): 96–107, doi:http://dx.doi.org/10.1016/j.psyneuen.2013.11.004.

11. Church, *The Genie in Your Genes*, 67.

12. Doidge, *The Brain That Changes Itself*, 220–21.

13. David Samuels, "Do Jews Carry Trauma in Our Genes? A Conversation with Rachel Yehuda," *Tablet Magazine*, December 11, 2014, http://tabletmag.com/jewish-arts-and-culture/books/187555/trauma-genes-q-a-rachel-yehuda.

第 4 章　核心语言疗法

1. Annie G. Rogers, *The Unsayable: The Hidden Language of Trauma* (New York: Ballantine, 2006), 298.

第 5 章　阻碍生命流动的四项无意识主题

1. Linda G. Russek and Gary E. Schwartz, "Feelings of Parental Caring Predict Health Status in Midlife: A 35-Year Follow-up of the Harvard Mastery of Stress Study," *Journal of Behavioral Medicine* 20(1) (1997): 1–13.

2. P. Graves, C. Thomas, and L. Mead, "Familial and Psychological Predictors of Cancer," *Cancer Detection and Prevention* 15(1) (1991): 59–64.

3. David Chamberlain, *Windows to the Womb: Revealing the Conscious Baby from Conception to Birth* (Berkeley, CA: North Atlantic Books, 2013), 180.

4. Michael Bergeisen, interview with Rick Hanson, "The Neuroscience of Happiness," *Greater Good: The Science of a Meaningful Life*, September 22, 2010, http://greatergood.berkeley.edu/article/item/the_neuroscience_of_happiness.

第 6 章　核心怨言

1. Bert Hellinger, *No Waves Without the Ocean: Experiences and Thoughts* (Heidelberg, Germany: Carl Auer International, 2006), 197.

第 10 章　由洞悉走向整合

1. Rick Hanson, "How to Trick Your Brain for Happiness," *Greater Good: The Science of a Meaningful Life*, September 26, 2011, http://greatergood.berkeley.edu/article/item/how_to_trick_your_brain_for_happiness.

2. Andrea Miller, interview with Thich Nhat Hanh, "Awakening My Heart," *Shambhala Sun*, January 2012, 38, www.shambhalasun.com/index.php?option=com_content&task=view&id=3800&Itemid=0.

第 11 章　关于分离的核心语言

1. Thomas Verny, with John Kelly, *The Secret Life of the Unborn Child* (New York:

Simon & Schuster, 1981), 29.

2. Ken Magid and Carole McKelvey, *High Risk: Children Without a Conscience* (New York: Bantam Books, 1988), 26.

3. Edward Tronick and Marjorie Beeghly, "Infants' Meaning-Making and the Development of Mental Health Problems," *American Psychologist* 66(2) (2011): 107–19, doi:10.1037/a0021631.

第 12 章　关于关系的核心语言

1. Rainer Maria Rilke, "Letter no. 7," *Letters to a Young Poet*, trans. M. D. Herter Norton (New York: W. W. Norton, 2004; org. publ. 1934), 27.

原生家庭

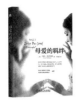

《母爱的羁绊》

作者：[美] 卡瑞尔·麦克布莱德 译者：于玲娜

爱来自父母，令人悲哀的是，伤害也往往来自父母，而这爱与伤害，总会被孩子继承下来。

作者找到一个独特的角度来考察母女关系中复杂的心理状态，读来平实、温暖却又发人深省，书中列举了大量女儿们的心声，令人心生同情。在帮助读者重塑健康人生的同时，还会起到激励作用。

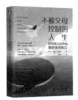

《不被父母控制的人生：如何建立边界感，重获情感独立》

作者：[美] 琳赛·吉布森 译者：姜帆

已经成年的你，却有这样"情感不成熟的父母"吗？他们情绪极其不稳定，控制孩子的生活，逃避自己的责任，拒绝和疏远孩子……

本书帮助你突破父母的情感包围圈，建立边界感，重获情感独立。豆瓣8.8分高评经典作品《不成熟的父母》作者琳赛重磅新作。

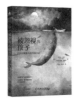

《被忽视的孩子：如何克服童年的情感忽视》

作者：[美] 乔尼丝·韦布 克里斯蒂娜·穆塞洛 译者：王诗溢 李沁芸

"从小吃穿不愁、衣食无忧，我怎么就被父母给忽视了？"美国亚马逊畅销书，深度解读"童年情感忽视"的开创性作品，陪你走出情感真空，与世界重建联结。

本书运用大量案例、练习和技巧，帮助你在自己的生活中看到童年的缺失和伤痕，了解情绪的价值，陪伴你进行自我重建。

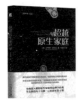

《超越原生家庭（原书第4版）》

作者：[美] 罗纳德·理查森 译者：牛振宇

所以，一切都是童年的错吗？全面深入解析原生家庭的心理学经典，全美热销几十万册，已更新至第4版！

本书的目的是揭示原生家庭内部运作机制，帮助你学会应对原生家庭影响的全新方法，摆脱过去原生家庭遗留的问题，从而让你在新家庭中过得更加幸福快乐，让你的下一代更加健康地生活和成长。

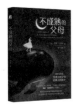

《不成熟的父母》

作者：[美] 琳赛·吉布森 译者：魏宁 况辉

有些父母是生理上的父母，心理上的孩子。不成熟父母问题专家琳赛·吉布森博士提供了丰富的真实案例和实用方法，帮助童年受伤的成年人认清自己生活痛苦的源头，发现自己真实的想法和感受，重建自己的性格、关系和生活；也帮助为人父母者审视自己的教养方法，学做更加成熟的家长，给孩子健康快乐的成长环境。

更多>>>　《拥抱你的内在小孩（珍藏版）》作者：[美] 罗西·马奇-史密斯
　　　　　　《性格的陷阱：如何修补童年形成的性格缺陷》作者：[美] 杰弗里·E.杨 珍妮特·S.克罗斯科
　　　　　　《为什么家庭会生病》作者：陈发展

心灵疗愈

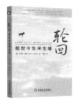

《轮回：前世今生来生缘》

作者：[美] 布莱恩·魏斯 译者：施诺

举世闻名的心理学家魏斯博士，曾以轰动一时的畅销著作《前世今生》，为广大读者开启了回溯前世之门，如今又将透过本书，带领我们走进未知的来生之旅，更进一步揭开生命的多种可能性，帮助每个人思考生命中的重大课题。

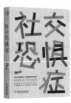

《社交恐惧症》

作者：王宇

社交恐惧症——3000万人的社交困境，到底是什么困住了你？如何面对我们内心的冲突？心理咨询师王宇结合多年咨询与治疗实践，带你走出恐惧、焦虑的深渊，迎接生命的蜕变。

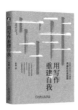

《用写作重建自我》

作者：黄鑫

中国写作治疗开创者黄鑫力作
教你手写内心，记录自己独特的历史
打破枷锁，重建自我

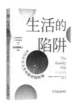

《生活的陷阱：如何应对人生中的至暗时刻》

作者：[澳] 路斯·哈里斯 译者：邓竹箐

畅销书《幸福的陷阱》作者哈里斯博士作品；基于接纳承诺疗法（ACT），在患病、失业、离婚、丧亲、重大意外等艰难时刻，帮助你处理痛苦情绪，跳出生活的陷阱，勇敢前行。

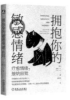

《拥抱你的敏感情绪：疗愈情绪，接纳自我》

作者：[英] 伊米·洛 译者：何巧丽

你是感知力非凡的读心人
也是受情绪困扰的孤独者
学会接受自己的情绪，以独一无二的方式和世界相连

更多>>>　　《走出抑郁症：一个抑郁症患者的成功自救》 作者：王宇
　　　　　　《直面惊恐障碍》 作者：顾亚亮 史欣鹃
　　　　　　《依赖症，再见！》 作者：[美] 皮亚·梅洛蒂 等